KB071304

성경으로 이루어진 인간은
'호모 비블리쿠스'입니다.
우리에게 삶의 의미를 알게 해주신
하나님께 이 책을 바칩니다.

바디
바이블

바디
바이블

성경적 인간
호모 비블리쿠스

이창우 지음

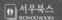

서우북스
SEOWOO BOOKS

우리 몸 안에 담긴 하나님의 영광을 기가 막힌 통찰력으로 풀어낸 책

유기성 목사_선한목자교회 담임목사, 기독교 대한감리회

'바디Body는 바이블Bible입니다.' 한마디로 충격이고 감동입니다.

성경에서 인간을 하나님이 거하시는 성전이라고 표현하는 것이 단순한 상징적인 표현이 아닙니다. 실제로 인간의 몸은 하나님의 말씀, 하나님의 영이 임재하는 집입니다.

올해 부활주일을 장애인주일과 함께 지켰습니다.

장애인 자녀를 둔 이들은, 부활의 날, 장애를 가진 자녀가 온전한 모습으로 다가와, 그토록 들어보고 싶었던 말들을 할 것을 바라봅니다. "엄마 아빠, 너무 고마웠어요. 제가 엄마 아빠 마음 다 알아요! 사랑해요-엄마! 사랑해요-아빠!"

우리가 부활할 때, 단지 죽음에서 생명으로만 부활하는 것이 아닙니다. 몸이 온전하게 됩니다. 곧 하나님께서 하나님의 형상대로 창조하실 때 그 몸으로 회복되는 것입니다. 하나님께서는 완벽한 계획을 가지고 우리 몸을 창조하셨습니다. 그래서 우리 몸 안에 하나님의 형상과 영광이 담겨 있으며, 복음과 사명이 기록되어 있습니다. 여러분도 이 책을 읽으면서 내내 감탄하게 될 것입니다.

잠에 대한 해석은 놀라울 정도입니다.
우리는 매일 3분의1 정도의 시간을 모든 생명 활동이 거의 정지된 것 같은 '무방비 상태', '나의 의도된 행위가 멈춰 버린 상태' 속에 놓이게 됩니다. 잠자는 동안 인간은 '아무 일, 아무 생각, 아무 의도된 행동'을 하지 못합니다. 무기력! 무방비! 비존재!가 되는 것입니다. 그래서 저자는 잠이 '완벽한 맡김'이라고 했습니다.

　그래도 하늘에는 달이 뜨고 별이 뜨고 지며 새로운 해가 떠오릅니다. 인간은 아무것도 한 일이 없는데 하늘과 땅은 여전히 움직입니다. 역사가 돌아갑니다. 모든 것이 하나님의 열심! 하나님의 노력으로 이루어지고 있습니다.

　'잠'을 자야 하는 존재로서 우리는 '하나님의 주권과 하나님의 열심'에서 벗어날 수 없는 존재입니다. 저자는 우리가 온전하게 잠들어야 온전하게 깨어 있을 수 있듯이 십자가에서 그리스도와 함께 죽어야 그리스도와 함께 살 수 있다고 말합니다. 정말 놀라운 통찰이 아닐 수 없습니다.

　골반에 대한 글에서도 귀한 통찰을 얻게 됩니다.

골반은 생명을 담아내는 그릇으로 생명 출산을 담당하는데, 교회가 바로 이 세상에서 골반의 역할을 한다는 것입니다. 골반이 생명을 잉태하듯이 개신교회는 세계 역사의 수많은 가치들을 역사 속에 출생시켰습니다. 우리가 교회의 사명을 다시 회복하여야 합니다.

어깨에 대한 글에서 '예수님은 우리의 어깨동무'라는 표현은 너무나 황홀했습니다.

우리의 어깨로 우리의 짐을 지는 것이 불행의 시작입니다. 우리의 자유는 예수 그리스도의 어깨에 있습니다. 예수님이 내 짐을 지고 가시고, 우리는 그 어깨에 기대는 인생이 될 때, 그렇게 구속된 어깨가 될 때, 우리는 자유할 수 있는 것입니다.

저자인 이창우 박사님은 정형외과 전문의로서 의료선교에 헌신된 분으로 널리 알려져 있습니다. 이 책은 우리 몸 안에 담긴 하나님의 영광과 메시지를 기가 막힌 통찰력으로 풀어내었습니다. 의사이면서 신실하고 지혜로운 하나님의 사람만이 쓸 수 있는 탁월한 책입니다. 우리 몸의 건강을 위한 책으로도 손색이 없습니다.

　　그러나 더욱 귀한 것은 우리 몸에 담긴 하나님의 섭리와 영광을 보게 해 주는 것입니다. 저자인 이창우 장로님께 깊이 감사하는 마음입니다.

내 몸은 내 마음을
그대로 보여 준다!

김정운 박사_문화심리학자, 여러가지문제연구소장

오십 후반에 들어서며 내게 새로 생긴 습관이 있다. 목욕탕에 가면 뜨거운 탕 안에 앉아, 벌거벗은 몸으로 오가는 사람들을 관찰하는 일이다.

맨몸으로 돌아다니는 사람들의 자세, 동작과 태도를 보고 그 사람의 직업, 나이, 성격 등을 추론해 보는 것이다. 탈의실에서 입는 옷의 모습, 타인과의 대화내용, 그리고 목욕탕 종업원에게서 추가로 얻는 정보를 종합해 보면 내 추론은 매번 그리 틀리지 않는다.

타인에 대한 예의를 갖춘 삶을 살아온 이들의 몸은

아주 자연스럽다.

　타인의 주목을 끌지 않으며 조심스럽게 탕으로 들어오는 자세를 통해 그 사람이 갖고 있는 삶의 기본적인 태도를 읽게 된다. 몸은 비록 늙어 휘어졌지만, 타인이 감히 범접하기 어려운 카리스마를 갖고 있는 노인의 몸도 보게 된다. 어깨에 힘을 가득 준 젊은이의 몸에서는 삶의 자신감을 읽기도 한다. 주변의 타인을 전혀 고려하지 않는 사람의 태도를 보는 경우도 자주 있다. 등의 굽은 모습만 봐도 그 사람의 일생이 읽힌다. 몇 발자국의 걸음만으로도 그의 평소 심리적 태도가 읽힌다. 타인들도 마찬가지일 것이다. 벌거벗은 내 몸을 통해 내가 도대체 어떤 사람인지 생각하는 사람이 분명히 있을 것이다. 목욕탕에서 다 벌거벗은 내가 '진짜 나'라는 것이다.

　나이를 많이 먹은 사람일수록 내 추론은 더 잘 들어맞는다. 35년 이상 심리학을 공부했으니 많이 틀리면 그게 더 이상하다. 그런데 이쯤에서 내 스스로 질문을 던지게 된다. 타인의 발가벗은 몸을 보며 그 사람의 내면에 대해 내리는 내 추론의 근거는 도대체 무엇일까? 입은 옷이나 대화내용을 통해 그 사람의 직업이나 살아온 삶에 대해 추론하는 것은 쉽다.

그러나 뜨거운 탕 속에 앉아 그저 타인의 벌거벗은 몸만 보고 내리는 내 판단의 근거가 도대체 뭐냐는 이야기다.

'몸의 밸런스'와 '행동의 리듬'이다. 심리학적으로 우리가 타인에 관해 내리는 판단의 가장 중요한 단서는 바로 이 두 가지다. 길거리에서 방금 지나친 사람이 건방질 것이라고 생각하는 내 판단의 근거는 그가 보여준 흐트러진 몸의 자세와 걸어가는 속도, 팔과 다리가 보여 주는 리듬감이다. '사람 참 좋아 보인다', 혹은 '뭔가 귀티가 난다'와 같은 평가 또한 그 사람이 아주 짧은 시간에 보여준 균형 잡힌 태도나 동작의 편안한 속도, 즐거운 리듬감 등에 기초해 내리는 평가다. 누구나 이 두 가지를 통해 타인에 관해 일단 판단하고, 그에 상응한 행동을 한다.

삶이 즐거운 사람의 몸이 보여 주는 밸런스와 리듬은 곁에 있는 사람들을 행복하게 해 준다. 인간은 태어날 때부터 타인의 정서를 흉내 내는 '거울 뉴런Mirror Neuron'을 가지고 태어나기 때문이다. 즐거운 사람을 만나면 그 사람의 정서표현을 자연스럽게 흉내 내며 즐거워진다. 불쾌한 사람을 만나면 자기도 모르게 그 사람의 불쾌함을 흉내 내며 불쾌해진다. 내 주위에 즐거운 사람이 많다면, 내가 즐겁게 살기 때문이다. 내 주위에 짜증나는 인간들이 넘쳐 난다면, 내 스스로가 짜증나는 삶을 살기 때문이다. 내 주위에 웃는 이가 많다면 내가 웃기 때문이고, 내 주위에 인상이 우울한 사람이 많다면 내 표정이 우울하기 때문이란 이야기이다. 조금만 더 전문적인 이야기로 들어가 보자. 타인의 정서를 흉내 낸다는 것이 도대체 무슨 뜻인가? 정서는 추상적인 것이 아니다. 아주 구체적이고 순간적인 것이다. 타인의 정서를 흉내 낸다는 것은 그 사람의 태도와 동작을 흉내 내는 것을 뜻한다. 동물을 키우는 이유도 마찬가지다. 강아지의 동작과 태도를 통해 내 정서적 상태가 즐거워지는 까닭이다. 집에 들어갔을 때, 반가워서 어쩔 줄 몰라 하는 강아지가 나를 행복하게 해주는 이유는 강아지가 흔들어대는 꼬리와 튀어 오르는 몸의 리듬 때문이다. 고양이의 느리지만 우아한 동작은 인간의 맘에 평온함을 가져다준다. 우리는 자신도 모르게 개와 고양이의 태도와 동작을 흉내 내며 즐거워진다.

그래서 이창우 원장의 책을 읽어야 한다! 내가 지금까지 이야기한 심리학적 원리를 의학적이고 신앙적인 차원에서 아주 구체적이고도 친절하게 설명 해주는 까닭이다. 몸과 마음은 언제나 함께 간다! 소화가 조금만 안 되어도 기분이 형편없이 무너지는 경험을 누구나 하게 된다. 편두통을 조금만 앓아도 내 삶의 질은 형편없이 떨어진다.

몸의 밸런스, 몸의 건강한 리듬이 마음의 건강을 지켜 준다. 신체의 태도와 움직임이 가진 질서가 신앙적 차원에서 어떻게 해석되는가를 신앙고백의 차원에서 차분하게 설명해 주는 이창우 원장의 책을 읽다 보면 자신도 모르게 설득당한다. 어느 보험광고에서 이야기하듯, '외계인의 공습'이나 '빙하기가 새롭게 도래'하지 않는다면 누구나 100살까지 살 수 있는 세상이 되었다. 그러나 건강해야 백세시대가 축복이 된다. 몸과 마음이 망가진 상태로 백세를 견디는 것은 결코 축복이 아니다. 재앙이다. 그래서 이창우 원장의 이 책을 적극 추천한다. 책 각 챕터 마지막에 포함된 몸의 구석구석 밸런스를 유지하는 구체적인 방법론에 관한 설명이 무척 도움이 되는 까닭이다.

삶의 마지막 순간까지 몸의 밸런스를 잘 유지해야 한다. 나이가 들수록 내가 지내온 삶의 모든 것을 보여 주는 것은 내 사회적 지위가 아니다. 내 재물의 양도 아니다. 내 몸이다.

의학을 공부하면 할수록
하나님의 창조원리에 감탄한다는
고백과 통찰!

김장환 목사_수원중앙침례교회 원로목사, 극동방송 이사장

극동방송의 청취자들로부터 많은 사랑을 받고 있는 이창우 원장님의 『바디 바이블Body Bible』이 한 권의 책으로 나오게 된 것을 기쁘게 생각합니다.

의학을 공부하면 할수록 하나님께서 창조하신 사람의 몸이 얼마나 신비로운 은혜의 산물인가를 실감하셨다는 이 원장님의 고백에 큰 감동을 받습니다. 그러기에 이 책은 일반적인 건강관리서와는 달리 인체에 대한 하나님의 창조원리를 묵상하는 것으로부터 출발합니다.

이렇게 각 몸에 대한 묵상을 따라가다 보면 궁극적

으로 하나님의 성전으로서의 몸에 대한 중요성을 깨닫게 될 것이라 확신합니다. 크리스천들만이 아니라 건강에 대한 많은 관심을 갖고 있는 현대인들에게도 일독을 권하며, 이를 통해 하나님을 만나게 되길 간절히 원합니다.

차례

| 1장 | 인생 질문 1번. '왜 사느냐' 묻거든

| 2장 | 몸 안에 심어 준 하나님의 명령, 영적인 종

몸은 말씀입니다

바디Body는 바이블Bible입니다. 인간은 호모 비블리쿠스Homo Biblicus, 즉 성경의 말씀으로 이루어진 존재입니다. 저는 지금까지 의학을 공부하면서 하나님이 창조해 주신 사람의 몸이 얼마나 신비로운 은혜의 산물인가를 실감해 왔습니다. 사람의 몸을 매일 만지고 치료하고 연구해 오면서 몸이란 성경에 기록된 말씀과 일맥상통하다는 생각을 하게 되었습니다. 이 책은 제가 실감해 온 하나님의 신비를 사람의 몸을 통해 고백하는 묵상집입니다.

사람의 염색체를 보면 하나의 체세포 안에 23개의 염색체가 한 쌍을 이루고 있습니다. 그 염색체는 DNA라고 하는 책을 가지고 있고 그 안에는 내 몸의 운명을 담고 있는 유전자 정보들이 쓰여 있습니다. 우리가 황인종으로 태어난 것, 손가락 길이가 길고 짧은 것, 머리가 곱슬한 것, 대머리가 되는 것, 몇 살 즈음에 무슨 암에 걸릴 확률이 있는지, 몇 살 즈음에 죽을 확률이 높은지 등등. 우리의 건강은 물론이고 기질과 성격을 아우르는 이 모든 것들이 우리가 가지고 있는 한 쌍의 23개 염색체 안에 유전자라는 형태로 이미 기록되어 있다는 것입니다.

  물론 유전자가 우리의 모든 운명을 결정하는 것은 아닙니다. 그러나 분명한 것은 이 염색체가 '나'라고 하는 인간의 전체성에 대한 청사진이라는 것을 부인할 수 없다는 것입니다.

  20세기부터 각 나라들이 연합하여 이뤄낸 성과인 인간 지놈 프로젝트Human Genome Project를 통해 현대는 인간의 23개 염색체의 암호를 다 풀어냈습니다. 1번 염색체에서부터 23번 염색체가 가지고 있는 고유한 특징과 성격이 무엇인지, 각 염색체에 문제가 생길 때 어떤 질병에 걸리게 되는지를 알게 되었고, 그 유전자의 기록된 특징으로 그 사람의 성과 질병과 수명까지 예측하게 되었습니다.

그래서 과학 저술가인 매트 리들리는 『생명 설계도, 게놈』이란 책에서 인간의 23개 염색체를 인류가 겪어온 중요한 사건을 기록한 '인간의 자서전'이라고까지 소개하고 있습니다. 저는 이 부분에 많은 관심을 가지고 있습니다. 아직 개척된 연구 분야가 아니지만 개인적으로 '의학'과 '기독교 영성'이 만날 수 있는 자리가 우리의 '몸'과 '기록된 성경'의 교통이 아닐까 생각하고 있습니다.

공교롭게도, 우리 몸의 23개의 염색체 개수와 구약 성경의 히브리어 23개의 문자 수—원래는 22개이지만 '신'과 '쉰'으로 나뉘어져 23개—가 일치하고 있습니다. 공교롭다고 이야기하는 것은 아직 연구가 필요한 분야이기 때문입니다. 제가 생각하는 염색체와 히브리어의

바디 바이블

몇 가지의 공통점은, 아들과 딸을 결정하는 주체가 X와 Y염색체를 가진 남자에게서 비롯되었듯이 성경 또한 여자를 남자에게서 나왔다고 이야기한다는 것입니다. 그리고 인간의 23개 염색체가 다른 동물의 종으로 되는 것이 아니라, 인간으로 완성되어 나가는 지도인 것과 마찬가지로 히브리어 문자의 목적도 성경을 통해 하나님의 온전한 사람을 지어 가는 목적으로 쓰여 있습니다.

현재 과학은 23개 염색체를 생물학과 의학의 관점에서 풀어 나가고 있습니다. 그러나 앞으로는 인간의 염색체를 언어적으로 해독해 나갈 것이라 생각합니다. 그렇다면 염색체의 언어적 해독의 종착역이 성경에서 말하는 복음이 될 것이라고 생각합니다.

하나님은 우리의 몸을 하나님이 거하시는 성전이라고 말씀하셨습니다. '요엘서'에서는 하나님의 영을 모든 육체에 부어 주시겠다고 말씀하십니다. 요한은 태초에 말씀이 계셨고, 그 말씀이 육신으로 오신 분이 예수 그리스도임을 증거했습니다. 그 증거를 우리 육체가 가지고 있다고 하였습니다.

바울은 로마서를 통해 하나님을 알만한 것들이 모든 피조물 가운데 나타나고 있다고 하였으며, 창세기에서는 우리를 하나님의 형상대로 창조하셨다고 하였습니다.

저는 이 책을 통해 염색체 23개와 히브리어의 상관관계를 이야기하려는 것은 아닙니다. 저는 단지 우리의 몸을 하나님이 창조하셨고, 그 창조된 몸 안에 존재하는 23개의 염색체와 그 안에 DNA라는 문자를 통해서 하나님께서 우리 모든 인간에게 바라시는 마음을 명령으로 새겨 놓으셨다는 것을 말하고 싶은 것입니다. 그리고 그 명령에는 성경의 문자와 같이 '우리를 향한 하나님의 열심과 사랑으로 우리를 하나님의 사람으로 완성시키시겠다'는 마음이 담겨져 있습니다.

이 책은 인간과 우주의 생멸의 원리가 하나님의 말씀과 의지에서 비롯된 것임을 밝히는 두 개의 장과, 우리의 몸을 묵상하는 열한 개의 장으로 구성되어 있습니다.

바디 바이블

특히 몸을 묵상하는 열한 개의 장에서는 실제적인 건강
관리의 지식도 함께 담았습니다.

　몸은 말씀입니다. 우리의 몸은 살과 뼈로 이루어진
단순한 유기물이 아닙니다. 우리의 척추와 골반, 근육, 발
과 어깨, 혈관, 아니 우리 몸을 이루는 모든 것이 하나님
의 말씀 그대로 이루어진 순종의 결정체인 것입니다. 저
는 이런 인간의 원형을 '호모 비블리쿠스'라고 생각합니
다. 즉 성경 말씀으로 이루어진 '몸'이 인간이라는 것입니
다. 우리 몸을 묵상하면 그 속에 써 놓으신 하나님의 마
음을 알 수 있습니다.
　저는 이 책을 통해 우리의 몸을 묵상해 갈 것입니다.
우리의 몸이 우리를 하나님의 성전 삼으시고자 하는 '말
씀' 그 자체라고 하는 신비를 나누고자 합니다. 우리의
살과 뼈와 피가 곧 예수 그리스도의 복음을 담고 있는 책
이라는 이 묵상이 하나님께 열납되고, 우리 믿는 모든 사
람들에게 소통되기를 기도합니다.

1장

인생 질문 1번, '왜 사느냐' 묻거든

'태초로부터 지금까지 얼마나 많은 사람들이 이 땅에 다녀갔을까?'

'그들은 무슨 생각을 하면서 당대의 시간을 살아냈을까?'

이런 질문들은 마치 뫼비우스의 띠와 같이 꼬리에 꼬리를 물고 이어집니다. 지구가 태양계에 속해 있고, 태양계는 은하계에 속해 있으며, 은하계는 우주 속의 수많은 성운들 속에 있다고 하지만 여전히 그 성운이 속한 공간을 명확히 정의할 수 없는 것처럼 말입니다.

우리 인생이 삼차원 위에 있다면, 하나님은 우리와 다른 차원에 계시며, 우리를 이끌어주시는 분이십니다. 우리가 우리를 지으신 하나님의 생각을 전부 헤아릴 수 없지만 그럼에도 불구하고, 하나님은 친히 우리 삶의 이유를 가르쳐주셨습니다. 그 가르침이 담긴 책이 바로 성경입니다. 따라서 성경책을 통해서 하나님의 뜻을 찾아보려는 노력은 하나님을 만나는 중요한 통로가 됩니다.

창세기 1장 2절에 사용된 '라하프'라는 단어에는 두 가지 의미가 있습니다. 하나는 독수리가 새끼들이 있는 둥지 위에서 날갯짓을 하는 모습을 묘사하는 것이며, 다른 하나는 독수리가 알을 품어 잉태하려 하는 몸짓을 묘사하는 것입니다. 새로운 생명을 탄생시키기 위해 알을 품는 새처럼, 창세기 1장은 하나님께서 직접 세상을 품어 창조하셨음을 분명히 말하고 있습니다.

달걀의
엇갈린 운명

어미닭이 품어낸 달걀은 언뜻 모두 같은 듯 보이지만 낳은 지 약 21일이 지나면 그 운명이 판가름 납니다. 어떤 달걀은 스스로 껍질을 깨고 나와 병아리가 되지만 어떤 달걀은 그대로 썩어버립니다. 스스로 껍질을 깨고 나오면 생명을 품은 병아리가 되지만 밖에서 껍질을 깨 준다면 달걀 프라이가 되고 마는 것입니다. 무엇이 이러한 차이를 만든 것일까요? 그것은 '달걀 안에 생명의 씨앗이 있는가, 없는가'의 여부입니다.

오늘날 우리 인생도 똑같은 일을 반복하고 있습니다. 태초에 하나님께서 남자와 여자를 만드셨고, 남성과 여성으로 성장하게 하셨습니다. 흙으로 지어진 사람(휴먼=휴무스, 흙)은 씨앗이 없는 무정란과 같이 썩어서 다시 흙으로 돌아갈 수밖에 없겠지만, 그 안에 씨앗이 들어와서 휴먼 '비잉Being'이 된다면 이야기는 180도 달라집니다.

생명의 씨앗을 품은 인간은 계속되는 존재의 변화를 경험하며 진행형으로 일생을 살아갑니다. 이것은 하나님께서 우리에게 주신 씨앗을 품어 내어 새로운 생명으로 탄생하기 위한 과정으로 직결됩니다. 그래서 사람이 한 번 태어난 것이 인생이라면, 하나님의 말씀과 생명의 씨앗으로 지어진 삶은 영생으로 나아가는 과정이라고 할 수 있습니다.

　이쯤에서 다시 한 번 '왜 사느냐'고 묻는다면, 우리는 하나님의 말씀을 씨로 품어 영생을 가진 생명이 되기 위해 살아가고 있노라고 분명히 대답할 수 있을 것입니다. 이러한 문답은 성경에서도 찾아볼 수 있습니다. 예수님께서 니고데모에게 "사람이 한 번 더 태어나지 않으면 생명이 없다"고 하신 말씀은 '인간이 왜 태어났으며, 무엇을 위해 사는 존재인가'에 대한 가장 명확한 해답이라고 할 수 있습니다.

　인간은 왜 태어났는가? 예수님은 분명하게 말씀하십니다. '한 번 더 태어나서 진정한 생명이 되기 위하여'라고 말입니다. 하나님의 말씀을 씨로 품고 있는 자는 단지 흙에 불과했던 과거에서 '비잉'이 되어 사람—진정한 생명을 가진 '존재'로 거듭나는 과정에 들어가게 되는 것입니다.

당신은
씨앗을 품고 있나요?

우리 조상들은 어린 아이에게 개똥이, 쇠똥이라고 부르지 개똥씨, 쇠똥씨라고 부르지는 않았습니다. 그러나 아이에게 뚜렷한 주관이 생기고 대화가 가능한 만큼 성장하면 '씨'라는 호칭을 붙여 존대합니다. 한 사람 안에 '씨'가 들어갈 때에야 비로소 그 사람에게 '-씨'라는 호칭을 붙여주는 것입니다.

이 씨가 작으면 '아기씨'라고 불러주고, 아기를 잉태할 수 있는 씨를 품게 되면 '아가씨'라고 불러줍니다. 아이를 만드는 씨를 가지고 있는 남자를 '아저씨'라고 하며, 아기를 담을 수 있는 주머니를 가지고 있는 여인을 '아주머니'라고 부릅니다. 이러한 단어의 어원만 보아도 짐작할 수 있듯이, 우리 조상들은 사람의 인생에 '씨앗'이 존재하고 중요하다는 사실을 분명히 알고 있었습니다.

성경은 씨가 없으면 사람이 아니라고 단호하게 말

합니다. 요한복음 1장 1절에서는 '태초에 말씀이 계셨고, 말씀이 육신이 되어 이 땅에 오셨다'고 쓰여 있습니다. 하나님은 이 땅에 씨를 보내 주셨고, 씨가 되신 예수님은 우리에게 친히 찾아오셨습니다. 우리가 알 수 없는 높은 차원에 계시던 하나님이 씨가 되어 이 땅에 오신 것입니다. 그래서 성경은 예수 그리스도를 씨라고 하며, 씨를 품지 않은 사람을 죽은 자들이라고 말합니다.

마태복음 8장 22절에서는 '죽은 자들이 그들의 죽은 자들을 장사하게 하고 너는 나를 따르라'는 말씀이 있습니다. 여기에서 죽은 자들이란, 그리스도의 씨를 품고 있지 않은 무정란들을 가리킵니다.

예수님께서 하나님 나라를 비유하실 때, 씨를 뿌리는 농부 이야기를 언급하십니다. 이는 성경 전체가 '하나님의 씨 뿌리심의 역사'를 다루고 있음을 의미합니다. 씨인 하나님의 말씀이 밭인 우리 마음과 세상 속에 뿌려져서 씨를 가진 사람, 씨를 가진 열매 맺는 나무가 되게 하시는 것이 곧 성경의 역사라는 것입니다.

이 이야기는 창세기로부터 이미 선언된 바 있습니

다. 창세기는 10개의 족보로 이루어져 있으며, 족보로 번역된 '톨레도트'는 '야라드'라는 단어에서 파생되었고, 이 '야라드'는 씨를 온 세상에 뿌린다는 의미를 가지고 있습니다.

이는 신약 말씀에도 그대로 나타나 있습니다.

마태복음 1장에서는 족보를 통해 하나님의 씨가 어떻게 예수 그리스도로 이어지고 완성되는가를 보여주며, 초대 교회의 '디아스포라'라는 단어는 '씨를 세상에 흩어지게 뿌린다'는 의미로 사용되었습니다. 즉, 성경 전체를 관통하는 하나의 주제는 하나님이 말씀의 씨를 뿌려 그 씨를 가진 존재를 창조하시고, 다시 한 번 태어나는 생명이 되게 하시는 역사라는 것입니다.

창세기의 하나님께서 사람을 지으시고 이 땅에 인류를 만들어 주신 것처럼, 신약 성경의 첫머리인 마태복음은 이 땅에 오신 예수 그리스도를 통해 하나님께서 사람들에게 새로운 씨앗을 넣어 주시는 재창조의 역사를 시작하심을 선언하고 있습니다.

온전하고 완전한 씨앗,
예수 그리스도

오늘날 이 세상에는 약 77억 명의 인류가 함께 살아가고 있습니다. 성경은 이들을 모두 '밭'이라는 단어로 정의합니다. 이 밭은 '씨가 있는 밭'과 '씨가 없는 밭'으로 나눌 수 있습니다. 씨가 있는 밭은 그 씨가 밭의 영양소를 흡수하며 열매 맺는 나무로 성장해 끊임없이 생명을 재생산하지만, 씨가 없는 밭은 존재의 의미를 잃어가게 됩니다.

이 땅에 밭을 만드신 하나님께서는 모든 밭이 '예수'라는 올바른 씨앗을 품기 바라셨습니다. 하지만 수많은 가라지들과 누룩과 같은 나쁜 씨들이 하나님의 밭을 손상시키고 있는 것이 현실입니다. 특히 현대인의 필수품인 스마트폰은 편리한 점도 많지만, 근본적으로 사람들로 하여금 씨앗에 대한 관심을 외부로 돌리게 함으로써 하나님의 말씀에 로그인하는 것을 방해합니다. 세상의 나쁜 씨는 영적인 세상을 차단시킵니다. 세상의 알고리

즘을 통해 계속해서 세상의 단편만을 보여주고 그것이 인생의 전부라고 여기게 만듭니다.

성경은 가인의 족보를 보여주며, 인간이 하나님의 씨를 품지 않았을 때 어떻게 전개되는가를 설명해줍니다. 가인은 에녹을 낳고, 에녹은 이랏을 낳고, 끊임없는 잉태의 역사를 이야기하고 있는데, 이때 쓰인 '낳다'라는 단어는 자동사의 형태를 가지고 있어, 하나님과는 무관한 삶의 전개를 보여줍니다. 그러나 아담의 계보는 다릅니다. 똑같이 '낳다'라는 단어를 사용하고 있지만, 사동사를 사용하여 아담이 하나님에 의해서 셋을 낳았다고 하고, 셋은 에노스를 낳았다고 기록되어 있습니다.

가인과 아담의 족보를 비교하면, 자동사와 사동사의 차이뿐만 아니라 또다른 차이점이 눈에 띕니다. 가인의 족보에는 죽었다는 기록이 없을뿐더러 몇 살까지 지냈다는 기록이 없는데 반해, 아담의 족보에는 각 인물이 몇 살까지 지내다가 죽었다는 연수가 기록되어 있습니다.

결국 아담의 족보는 죽을 수밖에 없는 인간의 한계

와, 그 죽음을 넘어 생명을 가진 씨를 자손에게 넘겨주는 영생의 과정이 기록되어 있는 것입니다. 그 족보에 기록된 열 명의 이름을 해석하면, 정확하게 예수 그리스도라는 씨의 출현을 계시하고 있음을 알 수 있습니다.

그분의 이야기,
History

"하나님이 세상을 이처럼 사랑하사 독생자를 주셨으니 이는 저를 믿는 자마다 멸망치 않고 영생을 얻게 하려 하심이라"

요한복음 3:16

요한복음 3장 16절에는 신약 복음에 대한 정의가 담겨 있습니다. '하나님이 세상을 구원하신다'는 말은 '여호수아'로 번역할 수 있고, 이 이름을 헬라식 표현으로 바꾸면 '이에수스', 곧 '예수'인 것입니다. 그런데 하나님께서는 태초에 세상을 창조하신 이후 아담을 통해서 이와 똑같은 말씀을 선언하셨습니다.

아담은 '사람', 셋은 '놓여있다', 에노스는 '죽을 수밖에 없는', 게난은 '거처', 마할랄렐은 '하나님의 찬양', 야렛은 '내려오다', 에녹은 '봉헌되었다', 므두셀라는 '죽음을 떠나보낸 자', 라멕은 '맛보다', 노아는 '안식'이라는 뜻입니다.

이 열 명의 이름 뜻은 10대를 거쳐 하나님께서 우리에게 말씀하신 메시지입니다. 즉 우리를 구원 하시겠다는 말씀의 선포이며, 그 구원의 방식으로 씨를 주시겠다는 약속이자, 그 씨가 바로 예수 그리스도이심을 선언하고 있는 구약의 복음 계시인 것입니다.

사람은 언젠가 죽을 수밖에 없는 처지이나 하나님의 찬송이 이 땅에 내려오셔서 봉헌됨으로 죽음을 떠나보내고 안식을 맛보게 하신다는 구약의 복음 선언이 이루어지고 있습니다. 실제로 노아를 통해서 하나님은 이 땅에서 죽을 수밖에 없는 인간의 죄악을 씻어내고, 당신의 구속사를 열어 나가셨습니다. 죄악 속에 빠져 있던 인간들 중에서 하나님의 씨앗을 품은 노아의 가족들을 구원하신 역사가 곧 창세기의 역사입니다.

그 이후 성경은 아브라함으로 연결되어 42대를 거쳐 예수 그리스도의 탄생을 보여주고 있습니다. 오늘날 신약의 구속사에서 우리에게 방주가 되어주신 예수 그리스도의 역사가 우리 세상의 역사입니다.

불과 135년 전 이 땅은 조선 말기의 깊은 흑암과 공허, 혼돈 속에 빠져 있었습니다. 바로 그 무렵 1885년 부활절 아침에 미국인 선교사 아펜젤러와 언더우드가 인천 제물포 항에 도착했습니다. 그들은 하나님을 전혀 알지 못하는 조선이라는 밭에 예수 그리스도라는 씨를 뿌렸고, 그 이후 수많은 선교사들이 이 땅을 하나님의 밭으로 일궈 놓았습니다.

우리는 그 씨앗들을 통해 일제강점기 36년의 참혹한 역사를 견뎌냈고, 6.25전쟁 3년을 살아냈으며, 포화 속에 놓여 죽을 수밖에 없었던 대한민국을 다시 일으키는 놀

바디 바이블

라운 역사를 이루어냈습니다. 이 놀라운 역사를 가능케
한 씨앗은 창세기에서 말씀하신 바로 그 씨앗이었고, 예
수 그리스도를 통해서 이 땅에 뿌려진 귀한 씨앗입니다.

그래서 우리는 이것을 그분의 이야기, 히스토리history
라고 말합니다.

2장

몸 안에 심어 준 하나님의 명령, 영적인 종

사람뿐만 아니라, 모든 동물들은 이 땅에 태어났다가 죽는 과정을 되풀이합니다. 개체는 끊임없이 죽음을 맞이하고 지구상에서 사라집니다. 하지만 영원히 사라지지 않는 것이 있습니다. 바로 하나님께서 우리에게 내려주신 명령입니다. 이것은 지구가 멸망하는 그 날까지 계속되는 것입니다. 그리고 우리는 그 영원한 명령을 바로 우리 몸에서 발견할 수 있습니다.

엄마의 뱃속에서 열 달을 크는 동안 태아는 완전한 개체로 성장하게 됩니다. 하지만 그 기간을 온전히 채우지 못한 태아는 세상에 나와서 어려움을 겪게 됩니다.

태아가 신생아가 되기 전까지 이루어야 할 수많은 과정 중 마지막 단계에는 생식기능의 형성이 이루어집니다. 이때 태아가 Y염색체를 갖지 못한 경우 예정대로 여아로 태어나게 나고, 마찬가지로 Y염색체가 없는 동물은 암컷으로 태어나게 됩니다. 반면, Y염색체를 갖게 되면 태아의 생식기가 변형되어, 남아 또는 동물의 수컷으로 태어나게 됩니다.

여자로 태어날 태아는 '난모세포'라고 불리는 생식기의 줄기세포를 가지며, 남자로 태어날 태아는 '정모세포'라고 하는 줄기세포를 가지게 됩니다. '줄기세포'라는 명칭은 마치 줄기처럼 일생동안 끊임없이 난자와 정자를 생산해내기 때문에 붙여진 것입니다.

만일 태아가 줄기세포를 온전히 갖추지 못한다면 성기능 장애를 가진 채 태어나, 정상적인 삶을 영위하는 데 어려움이 따를 수밖에 없습니다. 그래서 태아의 신체가 만들어지는 10개월은 태아가 신생아가 되고, 나아가 성인이 되어 일생을 살아가는 동안 필요한 모든 것을 준비하는 기간이 됩니다. 그뿐만 아니라, 그 아이의 일생에서 하나님의 명령, 즉 새로운 생명을 창조하기 위한 모든 프로그램이 완성되는 기간입니다.

육과 영을 이루는
생명창조의 명령

아이들의 몸을 보면 생식기 안에 그 아이의 미래가 결정되어 있음을 알 수 있습니다. 이는 한 가문을 이루어 나갈 동력이자 재산이기 때문에 어른들 또한 집안의 아이를 소중하게 생각하며 지켜야할 보물로 여깁니다.

나는 부모님으로부터 이 땅에 열매로 태어난 존재입니다. 열매는 영원히 계속되기 위해서 있는 것이 아니라, 씨를 보존하기 위해서 주어진 잠깐의 영광일 뿐입니다. 결국 '나'는 없어지는 것이 아니라 씨앗을 통해 부활하는 것이고 이 과정을 끊임없이 되풀이하여 결국 예수 그리스도라는 신령한 몸으로 완성되어 가는 것입니다.

우리 몸 안에는 '새로운 생명창조'라는 명령이 들어 있습니다. 아담과 하와로부터 '나'라는 한 사람에게 이르기까지 수많은 씨앗의 연합이 있었던 것입니다. 개인은 나 혼자만의 개체를 유지해 나가는 것이 아니라, 양쪽 가문의 씨앗을 새롭게 연합시켜 새로운 씨앗들을 만들어

냄으로써 사람이라는 종을 완성해 나가게 됩니다.

　현대인들이 영원히 풀어내지 못하는 난제가 바로 개체와 종의 모순 관계입니다.

　'내가 소멸하는데, 종의 생존이 나와 무슨 상관인가.'

　'내가 죽는데, 인류가 존속된다 한들 무슨 소용인가.'

　이 문제를 푸는 열쇠는 씨와 부활 사상 밖에는 없습니다. 우리 모두는 하나님께서 사람이라는 종을 유지하고 번성하기 위해 세워놓으신 계획에 부름 받았다고 할 수 있습니다. 그런 의미에서 이 세상에 태어나는 신생아들은 자신이 일생 동안 뿌려야 하는 난자와 정자의 모든 씨앗들을 이미 엄마의 뱃속에서 가지고 태어나는 것입니다. 이 땅에 태어나서 어쩌다 보니 난자와 정자라는 씨앗을 갖게 되는 것이 아니라, 하나님께서 한 사람을 이 땅에 보내실 때 씨앗들을 미리 준비시키시고, 그 씨앗을 위해서 태어나게 하신 것입니다.

　놀라운 것은 성경 또한 구원의 완성을 비슷한 방식

바디 바이블

으로 묘사하고 있다는 사실입니다. 성경은 개체들이 가진 씨가 종으로서 수렴되고 완성되는 것을 하나님 나라, 즉 구원이라고 설명하고 있습니다. 우리가 가진 씨앗이 완성되어 사람이라는 종으로 완성되고 수용되는 것과 같은 이치를 말하고 있는 것입니다.

대표적인 것이 에베소서에 나오는 '한 새사람'의 개념입니다. "그리스도 안에서는 이방인이나 유대인이 다 한 새사람"이라는 말씀은 개체를 종으로 완성하는 과정을 묘사하고 있습니다. 그 '한 새사람'은 곧 예수 그리스도를 의미하며, 우리는 예수 그리스도라고 하는 한 종에 속한 개체들로서 머리와 몸, 지체로 묘사됩니다.

인간이 '휴무스'라고 하는 흙으로부터 '휴먼'이라는 종으로 완성되어 오늘날까지 유지되고 있는 것처럼 우리 영혼도 마찬가지입니다. 하나님께서는 인류에게 계속 영혼의 씨앗을 뿌리시며 혼자 살아가게 두지 않으시고 '하나님의 사람들'로 구성된 '호모 비블리쿠스'라고 하는 영적인 종을 이루어가고 계신 것입니다.

죽음과
영원한 삶

개체의 소멸은 종의 유지를 위해서 반드시 필요합니다. 하나님께서는 이 땅에 우리 개체를 보내실 때 '너는 이 땅에서 살다가 씨를 뿌리고 반드시 죽으라'고 하셨습니다. 그 죽음은 끝이 아니며 후대의 확장을 위해서 반드시 필요한 일이라고 말씀하셨습니다.

삼천 년 전에 태어났던 세콰이어 나무도 그 개체를 늘려가며 주변에 많은 나무들을 퍼뜨리고 언젠가는 죽음을 맞이합니다. 한 개체가 죽지 않는다면 씨앗은 영원히 뿌려질 수 없습니다. 우리의 몸은 이 땅에 태어났다가 의미 없이 없어지는 것이 아니라, 영원히 계속되는 것입니다.

우리는 이미 태어날 때 '씨앗을 뿌리고 죽기로 예정된' 존재이며 이 땅에서 어느 누구도 영원히 살 수 없다는 하나님의 명령을 경험하며 살아가고 있습니다.

씨로 연결되어 있다는 것은 결국 일체화, 자기 동일화를 의미합니다. 모든 부모가 자신의 예정된 죽음을 슬퍼하면서도 자녀가 세상에서 잘 되어가는 모습을 보며 기뻐하는 것 또한 하나님께서 우리에게 프로그램화 시키신 것입니다. 단순한 의미 부여가 아니라, 실제 씨로 연결된 관계는 자기 개체성을 희생할 만큼 강력하게 일체화된 애정관계를 형성합니다.

탐스러운 사과를 보면 보기에도 예쁘고 먹음직하여 그 사과를 먹게 됩니다. 그러면 그 열매는 결국에는 없어집니다. 그러나 그 열매가 품고 있는 씨는 배 속으로 들어가든, 땅바닥에 버려지든, 죽지 않고 남아서 그것을 먹은 개체가 옮겨간 그곳에서 씨앗을 퍼뜨리게 됩니다.

사과는 씨앗을 퍼뜨리기 위해서 있다는 것을 기억해야 하는 것처럼, 우리 인류도 내 몸에 가지고 있는 이 씨앗을 퍼뜨리기 위해서 하나님께서 만들어 내셨다는 숭고한 명령을 기억해야 합니다.

이 세상에서의 개체 소멸과 종의 관계는 현상적인 수준일 뿐이지만, 씨의 죽음과 종으로의 부활은 그 이차원적인 세계를 훨씬 뛰어넘는 것입니다. 하나님은 우리를 '호모 비블리쿠스'의 가능성을 품은 존재로 만드셨습니다. 이는 성경적인 인간, 성령적인 인간, 즉 '호모 스피리투스'를 의미하기도 합니다. 우리 안에 그리스도의 씨가 연결되어있다는 것은 개체의 이기성을 뛰어넘는 강력한 힘을 발휘할 수 있다는 뜻입니다.

이를 위해서는 공동체 안에서 희생이 필요할 수도 있습니다. 이러한 희생을 감당한 사람을 우리는 의사, 열사라고 부르며 그의 뜻을 추앙합니다. 그들이 죽어서 없어진 것이 아니라, 영원히 살아서 공동체를 이루는 밑거름이 되었다고 믿기 때문입니다.

하나님께서는 이렇게 개개인의 인간을 통해서 하나님 나라를 확장해 나가십니다. 그렇기 때문에 인간은 죽지만 인류는 영원히 지속되는 것입니다.

한 인간의 짧은 인생이 출생과 삶 그리고 사망으로 끝나는 것이 아니라, 새로운 나를 만들어내며 영원히 성장하고 온전히 완성되어 인류의 모습을 이루어 내는 것입니다. 이것이 바로 하나님께서 우리에게 보여주시는 명령이라고 할 수 있습니다.

3장

잠 Sleep 묵상

잠은 하나님께
맡기라고 하는 부르심이다

"실로 내가 내 영혼으로 고요하고 평온하게 하기를
젖 뗀 아이가 그의 어머니 품에 있음 같게 하였나니
내 영혼이 젖 뗀 아이와 같도다"

시편 131:2

이 세상에서 가장 잘 자는 사람은 아기입니다. 아기
는 하루에 18시간 이상을 잡니다. 그 자는 시간을 통해서
몸이 자라납니다. 아기가 잠을 잘 잘 수 있는 이유가 무
엇일까요? 엄마의 품에 안겨있기 때문입니다. 그런 면에
서 잠은 완벽한 맡김 그 자체라고 할 수 있습니다.

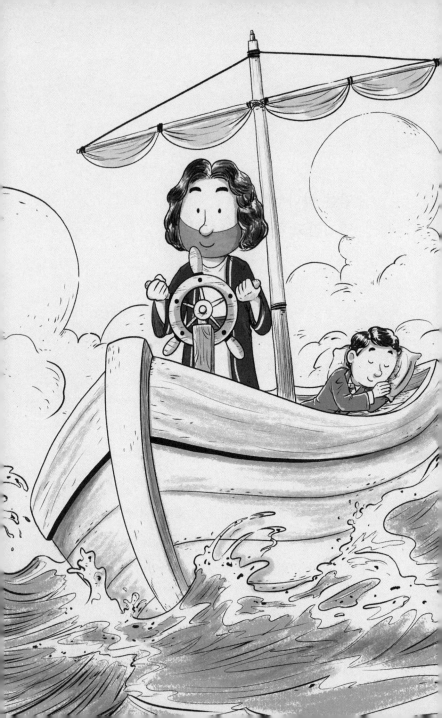

몸과 마음의 완전한 무장해제이며, 내려놓음의 상태! 그러나 그 완벽한 맡김의 상태 속에서 인간은 새로운 생명으로 태어나게 되는 것입니다.

말년의 다윗 왕은 가장 깊은 신앙의 단계를 근원자의 품을 파고드는 아기의 모습으로 고백합니다. 시편 131편을 보면 다윗은 자신을 '어미 품에 있는'이라고 하지 않고 '어미 품에 있음 같게 한 아이'라고 합니다.

우리가 맡김의 이미지를 떠올려 보면 어미 품에 있는 아기의 모습을 연상하기 쉽습니다. 그런데 다윗은 자신을 '어미 품에 있음 같게 한 아이'라고 합니다. 그러면서 '내 중심이 젖 뗀 아이와 같다'고 합니다.

다윗은 무슨 이야기를 하는 것일까요? 지금 다윗이 하나님을 향해 느끼는 심정을 말하고 있는 것입니다. 어미의 품에 안겨 있는 아기의 상태가 아니라, 젖을 뗀 아기가 어미의 품이 그리워 그 품을 사무치게 갈망하고 있는 상태로 고백하고 있다는 것입니다.

어미의 품에 있다가 젖을 뗀 아이의 심정은 '근원에

대한 절대적인 요청'일 것입니다. 그 품이 아니면 죽어버리릴 것 같은 상태 말입니다. 사람은 아무리 가진 재물이 많고 큰 권력을 가지고 있어도 절대적으로 해결되지 않는 인간의 근원적인 고통을 느낍니다. 그 고통은 '하나님 품에 저를 맡기지 않으면 살 수가 없다'고 하는, 뿌리에서 잘려 나간 가지가 그 원뿌리를 사무치게 그리워하는 고백으로 나타납니다. 하나님께 온전히 맡겨야만 살 수 있다는 고백인 것입니다.

많은 동물들 중에서 물에 빠져 죽는 유일한 종이 있다고 합니다. 그건 바로 우리 인간입니다. 평생 우리 밖을 나온 적이 없는 돼지를 물에 빠뜨리면 물에 둥둥 잘 뜹니다. 제 발로 물길질을 해서 물가로 나옵니다. 물에 대한 경험이 없는데도 수영을 합니다. 소도 마찬가지, 개도 마찬가지, 어떤 동물들을 예로 들어도 마찬가지입니다. 수영을 배우지 않았는데도 수영을 한다는 겁니다. 그런데 유독 인간만은 그렇지가 않습니다. 물에 빠지면 가라앉습니다. 허우적거리다가 가라앉아 죽습니다.

하지만 희한하게도 죽으면 물에 뜹니다. 왜냐면 본래 인간도 물에 뜨게 되어 있기 때문입니다. 폐에 사람 주먹만 한 공간이 있는데 이 공간만큼 물보다 가벼워 뜨게 되어 있습니다.

그럼 왜 인간만 가라앉는 것일까요? 물에 자신을 맡기지 못하기 때문입니다. 왜 우리는 걱정을 하고, 스트레스를 받고 온몸이 굳어 버리고 혈관이 막히는 것일까요? 왜 암에 걸리고 화가 나고 병이 들어 삶의 해수면 위로 둥둥 뜨지 못하는 것일까요? 맡기지 못하기 때문입니다. 하나님의 품 안에 안기지 못하기 때문입니다.

잠은 하나님께서 우리를 안으시겠다는 신호입니다. 우리의 몸과 마음을 우리의 창조주이신 하나님께 온전히 맡기라는 고요한 부르심입니다.

잠은 에고Ego가
제로Zero가 되는 것이다

"너희가 일찍이 일어나고 늦게 누우며 수고의 떡을
먹음이 헛되도다 그러므로 여호와께서 그의 사랑하
시는 자에게는 잠을 주시는도다"

시편 127:2

잠은 인간이 몸을 형성해 가는 과정에서 일으키는
최초의 몸짓입니다. 사람의 인생은 탄생으로부터 시작
됩니다. 그 탄생의 순간, 아기는 눈을 감고 있다가 엄마
의 자궁벽에 눌려 물을 토해 낸 울음으로 인생을 시작합
니다. 그리고 아기는 또 잡니다. 먹는 시간을 제외하고는
거의 모든 시간을 잡니다. 생명이 시작되는 시점에서 인
간이 총력적으로 매달리는 몸짓이 잠입니다.

왜 생명들은 역동적인 움직임보다 정적인 잠에 집중
하는 것일까요? 그것은 잠을 잘 때 우리 몸 안에서 생명을
향한 신비로운 일들이 일어나는 것에 우리의 생체 시계가

순응하고 있기 때문입니다. 잠은 정적인 상태이지만, 사실은 회복과 창조를 향한 전력질주라 할 수 있습니다.

긴장하던 대뇌가 긴장을 낮추게 되고, 모든 신체 기능이 회복과 새로운 창조를 위한 최소의 역할만 담당하게 만듭니다. 맥박도 평소보다 10회 이상 떨어지게 되고 체온도 1도 정도 낮아지게 됩니다. 마치 컴퓨터가 절전 모드에서 에너지를 줄이고 디스크 조각을 모으고 바이러스 백신을 가동하는 것처럼 잠을 잘 때 우리 몸의 간은 힘차게 가동되면서 면역 물질을 만들어 냅니다. 잠을 잘 때 인간은 회복되고 자라나고 새로워집니다.

현미경이 나오게 되면서 과학자들은 우리 몸의 세포를 들여다볼 수 있게 되었습니다. 그 현미경을 통해 세포들을 보았을 때 거의 모든 시간 동안 세포는 아무런 활동을 하지 않았습니다. 그러다가 갑자기 하나의 세포가 두 개가 되는 순간을 보았습니다. 당시에는 "아무것도 안 하더니 세포가 갑자기 열심히 일하는구나!" 하고, 그 가만히 있는 시간을 움직이지 않는 '잠복기'라고 했습니다. 쓸데없는 시간이라 여겼습니다.

그러나 그 쉬는 시간이야말로 바로 세포들이 열심히 DNA, 염색사를 만들고 준비를 하는 중요한 시간이라는 것이 나중에야 밝혀졌습니다. 마치 자녀를 독립시키기 위해 30여 년을 열심히 준비하는 것처럼 90퍼센트의 그 잠복기는 10퍼센트의 활동 시간을 준비하는 필연적인 시간이었음이 밝혀진 것입니다.

우리의 에고Ego는 내가 원하는 일들이 착착 진행되어 나가기를 바랍니다. 뜻대로 되지 않으면 스트레스를 받고 내가 원하는 대로 되어야 성공하는 것이라 믿습니다. 그러나 '잠'을 묵상해 보면 생명의 원리는 그렇지 않습니다. 잠을 통해 축적된 생명의 에너지로 역사가 이뤄지는 것입니다.

인생이란 것이 내가 의도하고 원한 방향으로 이루어진 것인가요? 내 미래는 내가 쏘아 올린 열정이 빚어낼 결과물일까요? 그렇지 않습니다. '잠'은 내 모든 의도와 열정을 제로Zero의 상태로 만들어 버립니다. 내가 생각해 내는 모든 의식을 무기력하게 만들어 버립니다. 내 의식과 내 의도와 나의 원함을 완전히 내려놓고 잠든 상태에서 우리는 하나님과 연합하는 것입니다. 하나님이 내 모든 것이 되셔서 하나님의 원하심과 섭리로 내 인생을 이끌어 가십니다. 내가 온전히 내려놓아졌을 때, 그 잠듦 속에서 하나님은 전력질주하십니다. 나의 에고가 제로가 된 잠든 상태에서 하나님 마음에 합한 사람이 되는 것입니다.

잠은 하나님의 열심을 알리는 메시지

"공중의 새를 보라 심지도 않고 거두지도 않고 창고에 모아들이지 않아도 너희 하늘 아버지께서 기르시나니 너희는 이것들보다 귀하지 아니하냐"

마태복음 6:26

살아 있는 모든 생명들은 특이하게도 모두 잠을 잡니다. 우리가 매일 경험하는 일이라 너무도 당연한 것 같지만, 조금만 생각해보면 잠이 든다는 것은 매우 기이하고 독특한 현상입니다. '잠'이란 무엇일까요? 왜 모든 생명들은 '잠'이라고 하는 특수한 상태 속에 매일, 그것도 일평생 놓이게 되는 것일까요?

의학적으로 잠을 정의한다면, 몸의 활동이 거의 정지된 상태입니다. 의식과 반응, 감각이 죽은 듯이 정지된 휴식의 상태입니다. 그러니까 하루 24시간 중 8시간 동안 우리의 몸은 모든 생명 활동이 거의 정지된 것 같은 '무방비 상태', 나의 의도된 행위가 멈춰 버린 상태 속에 놓이게 된다는 이야기입니다. 이 말은, 하나님께서 모든 피조물들을 일정하게 정해진 시간 동안 '아무 생각, 아무 의도된 행동'을 하지 못하도록 '잠'이라고 하는 특수한 상태 속에 구속해 두셨다는 뜻입니다.

인간의 잠은 하루에 8시간이 적당합니다. 사람에 따라 다르겠지만 평균적으로 8시간 이하, 또는 그 이상을 수면할 경우 오히려 건강에 해롭습니다. 하루의 3분의1, 그리고 인생의 3분의1 동안 인간은 잠을 자는 것입니다.

놀랍지 않습니까? 자신의 의도와 목적을 이루기 위해 태양빛에 거슬리며 힘차게 뛰어다니던 존재가 아무것도 할 수 없는 '비존재'의 상태에 놓이게 된다는 것이 말입니다. 인간의 모든 노력과 수고가 멈춰 버립니다. 잠자는 순간 동안 인간은 아무것도 아닙니다. 무기력! 무방비! 비존재!가 되는 것입니다.

그런데 더 놀라운 것은 그래도 하늘에는 달이 뜨고 별이 뜬다는 것입니다. 별이 지면 새로운 해가 다시 떠오릅니다. 새날이 밝아 옵니다. 인간은 아무것도 한 일이 없는데, 그 어떤 노력이나 열심을 보탠 것이 없는데도, 자연이 살아 있고, 하늘과 땅은 여전히 움직입니다. 역사가 돌아갑니다.

여기에 인간의 공로는 아무 것도 없습니다. 그 모든 것이 하나님의 열심과 노력으로 이루어지는 것입니다. 이 진리를 우리 피조물들 안에 선포된 '잠'이라는 체제가 우리에게 전하고 있는 것입니다. 그러니까 인간이 아무리 하나님을 거역하고 불순종하더라도, 인간은 '잠'이라고 하는 현상 하나로 이미 '하나님의 주권과 열심'의 절대 체계 안에서 벗어날 수 없다는 것입니다.

구약에서 말씀하시는 '안식일'의 의미 또한 그렇습니다. 안식일은 사람이 일하지 않는 날 입니다. 인간의 의도와 수고가 정지하는 날입니다. 하나님의 열심으로 완성된 날이기 때문입니다. 하나님께서 이루시는 '하나님의 나라, 구원의 역사'는 인간의 노력이나 율법적 수고가 아니라, 오직 하나님의 주권이라는 것입니다.

'밤에 잠들지 않는 나라', '밤에 깨어 있는 문화'들을 보면 거의가 유흥문화들입니다. 밤에 자지 않고 깨어있는 만큼, 사람들은 일하고 욕망하며 자신의 탐욕을 이뤄갑니다. 소돔의 문화로 전락하는 것입니다.

인간의 수고가 하나님의 수고를 앞서는 문화가 멸망하는 문화인 것입니다. 밤에 '자는 나라! 자는 사람! 자는 문화!'가 바람직하고 가정적이며, 신앙적인 문화입니다. 하나님의 열심 앞에 순응하는 영적인 문화입니다.

잠은 복음의
신호체계

"만일 우리가 그의 죽으심과 같은 모양으로 연합한
자가 되었으면 또한 그의 부활과 같은 모양으로 연
합한 자도 되리라"

로마서 6:5

하나님께서 정하신 구원의 길은 십자가와 부활의 길
입니다. '죽어야 사는 것이다'라는 말처럼 복음의 신비를
가장 잘 보여 주는 것이 '잠'입니다.

잠 속에서 일어나는 현상들을 보면, 잠이란 '부활'의
아침을 준비하는 과정이라는 것을 알 수가 있습니다. 잠
은 내가 아무것도 하지 않는 시간이지만, 생명을 위한 가
장 많은 움직임이 일어나는 시간이기도 합니다.

잠을 통해 일어나는 현상들은 다음과 같습니다.
첫째, 잠을 통해 우리의 내부 장기들이 휴식을 하게

됩니다. 우리 몸 안에는 수많은 장기들이 있습니다. 심장이나 폐, 간, 신장, 비장, 혈관들은 여전히 움직이고 있지만, 잠을 통해서 평온하고 안정된 상태에 놓이게 됩니다. 이에 반해 위장이나 담, 대장 등은 거의 움직이지 않아도 되는 휴식시간을 맞이합니다. 낮 동안에 발산했던 에너지들을 재충전하고, 장기를 도울 수 있는 여분의 힘을 비축하게 되는 것입니다.

둘째, 잠은 뇌가 휴식을 하면서 재충전을 하는 시간입니다. 우리의 뇌는 굉장히 많은 에너지를 사용합니다. 당분과 산소를 사용해서 뇌가 활동을 하는데, 쉬지 않으면 신호 체계에 혼란이 옵니다. 뇌 가운데에는 뇌하수체가 있어서 생명 활동에 필요한 호르몬을 분비하는데, 밤에 잠을 자야 순조롭게 됩니다. 잠을 통해서 우리의 뇌는 낮 동안 받았던 충격의 기억들을 꿈을 통해 완화시킵니다. 뇌에 쌓인 피로와 노폐물들도 잠을 자는 동안 깨끗이 청소됩니다. 또한 오랫동안 기억해야 할 좋은 정보들을 저장하고 재구성하게 됩니다.

셋째, 잠은 생명 활동에 필요한 호르몬들의 분비를 도웁니다. 호르몬 분비들을 통해서 우리의 몸이 치유되기도 하고, 어린아이들은 성장 호르몬을 분비하여 성장을 촉진시켜 내는 일들이 잠을 통해서 일어납니다.

넷째, 우리 몸 안에 세포들의 이임식과 취임식이 잠자는 시간을 통해서 이뤄지게 됩니다. 수명을 다한 세포들이 제거되고, 새로 생성된 세포들이 그 자리에 배치되는 시간이 가장 깊은 수면 단계에서 왕성하게 일어납니다.

다섯째, 온몸의 근육이 이완되고 피로가 풀리며 원기가 회복됩니다. 잠자는 사이에 혈관들을 다니면서 이집 저집 쓰레기를 다 거둬다가 소변으로 내보냅니다. 그리고 잠자는 동안 근육을 이완시켜 피로를 회복하는 준비 과정이 일어납니다. 한마디로 전날의 피로와 스트레스가 풀리고 다음 날을 맞이할 생명력이 회복되는 창조의 역사가 '잠'을 통해 이뤄지고 있다는 것입니다.

이러하니 '잠'이 얼마나 중요한 일입니까? '잠'이 아니고선, '잠'을 제대로 통과하지 아니하고선 새날을 맞이할 수 없다는 얘기인 겁니다. 온전하게 잠이 들어야 온전하게 깨어 있을 수 있습니다. 십자가에서 그리스도와 함께 죽어야 그리스도와 함께 살 수 있는 것입니다.

우리의 몸이 밤에도 깨어서 돌아다닌다면, 우리 안에 새로운 날을 향한 새로운 생명을 준비할 수 없습니다. 마찬가지로 복음에서도 우리가 새날, 새 창조의 날을 맞이하기 위해 반드시 십자가에서 나의 옛 자아가 죽임을 당해야 한다고 말씀하고 있습니다.

놀랍지 않나요? 우리의 하루, 우리의 인생이 이미 복음의 정수를 몸으로 체험하며 체화할 수 있도록 하나님께서는 미리 잠을 통해 알려 주시고 있다는 것이 말입니다.

성실해야
잠을 잘 잔다

"그러므로 내가 너희에게 이르노니 목숨을 위하여
무엇을 먹을까 무엇을 마실까 몸을 위하여 무엇을
마실까 몸을 위하여 무엇을 입을까 염려하지 말라
목숨이 음식보다 중하지 아니하며 몸이 의복보다
중하지 아니하냐"

마태복음 6:25

예수님은 무엇을 먹을까, 무엇을 입을까를 염려하지
말라 하시면서 '공중에 새를 보라, 들에 핀 꽃들을 보라'
고 하십니다. 그 모든 것을 먹이고 입히시는 분이 하나님
이라는 것입니다.

오늘날 현대인들은 무엇을 먹을까, 무엇을 입을까 노
심초사하면서 자지 않고 공부합니다. 자지 않고 일을 합니
다. 그렇게 가장 소중한 '잠의 은혜'를 모르고 살아가고 있
습니다. 생명의 시스템을 이해하지 못하고, 인위적인 인공

시스템으로 살아가고 있는 것입니다.

하늘의 새를 보세요. 들에 핀 꽃들을 보세요. 그 피조물들의 삶은 그야말로 바이오시스템입니다. 해가 뜨기 시작하면 몸도 깨기 시작을 합니다. 생명력을 펌프질하는 해가 떠오르면 몸의 에너지도 같이 떠오르기 시작합니다. 해가 중천에 뜨면 태양처럼 가장 원기 왕성한 에너지를 펼치다가, 해가 지기 시작하면 에너지도 줄어들기 시작하여 해가 지고 달이 뜨면 해처럼 사라져 잠이 듭니다. 밤이 깊어 가면 잠도 깊어 가고, 새벽이 오고 아침이 오기 시작하면 해와 같이 잠을 깹니다.

해와 함께 잠들었다가 해와 함께 일어나 해와 함께 에너지를 불태우는 것! 그것이 이 땅 위를 살아가는 생명의 모습이라는 것입니다.

잠은 잘 자는 것이 중요합니다. 잠을 잘 자기 위해서는 한 가지 중요한 조건이 있습니다. 그것이 바로 우리 몸에 장착되어 있는 '생체 시계'가 이 아름다운 자연의 시계, 태양과 일치되어 있어야 한다는 것입니다.

실제로 우리 몸은 어둠의 상태가 되었을 때 잠이 드는 수면 호르몬을 분비하게 되어 있습니다. 그리고 빛이 왕성할 때, 활동을 왕성케 하는 호르몬을 분비하게 창조되어 있습니다. 우리 몸이 만들어진 원리가 자연과 만물 속에 담긴 '보이지 않는 시계'를 그대로 담고 있다는 것입니다.

그렇다면 어떻게 해야 우리 몸의 '생체 시계'를 '자연의 시계'와 일치시킬 수 있을까요? 그 이치는 간단합니다. 바로 '성실'입니다. 내게 주어진 일을 성실하게 하는 것입니다.

하나님께서 내게 주신 일, 부모로서 자식으로서 내가 맡은 자리에서 주어진 사명을 충실하게 감당하는 것. 바로 그 '성실'이 우리 마음을 편안케 하고, 우리의 몸에 적당량의 '피로'를 쌓이게 합니다. 성실로 빚어낸 아름다운 피로감이 잠을 잘 자게 만드는 열쇠라는 것입니다.

요한복음 9장 4절에 "때가 아직 낮이매 나를 보내신 이의 일을 우리가 하여야 하리라 밤이 오리니 그 때는 아무도 일할 수 없느니라"는 말씀이 있습니다. 하나님께서 세우시고자 하는 그 집이 오직 하나님의 열심으로 이뤄진다는 것을 겸손하게 받아들이고, 내게 주신 자리에서 깨어 있는 동안 겸손하고 성실하게 사명의 길을 걸어가는 사람! 바로 그 사람이 바이오시스템으로 살아가는 사람입니다. 여호와께서 사랑하셔서 이생의 깊은 잠과 저생의 평안한 잠을 허락하시는 복된 사람입니다.

바디 바이블

인간의 잠은 보통 5단계로 이뤄지게 됩니다.

잠이 들기 시작을 하면 뇌파가 잔잔해지면서 긴장이 완화되며 잠들게 됩니다. 그 과정이 1단계에서 4단계를 거치며 잠이 깊어집니다. 이때를 비REM(Non Rapid Eye Movement) 수면 상태라고 합니다. 이때에는 급속한 안구 운동이 일어나지 않습니다.

이 4단계의 과정을 통해서 뇌파가 느려지고 아주 깊고 안정된 뇌의 파장을 형성하게 됩니다. 점점 더 깊은 잠에 빠져서 흔들어도 깨지 못하는 완전한 휴면 상태에 들어가게 됩니다.

그러다가 5단계에 들어서면서 급속한 안구 운동을 일으키는 REM 수면 상태를 맞이하게 되는데, 이때를 꾼 꿈을 기억한다고 해서 '꿈 수면 상태'라고 합니다. 이런 5단계의 과정을 네 번 내지 다섯 번 반복을 하면서, 가수면 상태와 깊은 수면 상태를 반복하면서 잠을 자는 것입니다. 이 과정이 온전하게 8시간 동안 반복되면서 인간의 의식이 무의식 차원에서 회복이 되고 모든 생명 활동을 위한 에너지를 충전하게 됩니다.

4장

골반 Pelvis 묵상

'나'는 기적 중에 기적이다

"내가 주께 감사하옴은 나를 지으심이 심히 기묘하심이라 주께서 하시는 일이 기이함을 내 영혼이 잘 아나이다. 내가 은밀한 데서 지음을 받고 땅의 깊은 곳에서 기이하게 지음을 받은 때에 나의 형체가 주의 앞에 숨겨지지 못하였나이다"

시편 139:14-16

성인 남성이 하루에 만들어 내는 정자의 수는 2억 개 정도 됩니다. 한 번 배출될 때 2억에서 3억 개의 정자가 난자를 향해 나아갑니다. 이렇게 보면 '나'라고 하는 사람의 출생이 2억분의1의 확률로 이루어졌다고 할 수 있습니다. 그러나 좀 더 생각해 보면 우리의 출생은 2억분의 1이 아니라, 2조분의1의 확률이라 할 수 있습니다. 일생 동안 만들어 낸 정자의 수가 2조 개에 달하기 때문입니다. 그 2조 개의 스펙트럼에서 2억 안에 들어가는 기적이 일어나야 하고, 그 2억 개의 정자 안에서 1이 되는 기적이 있어야 '나'라고 하는 생명의 잉태가 이뤄지는 것입니다.

우리의 생명 잉태와 출생만 들여다보더라도 하나님의 창조와 섭리의 역사를 부정할 수 없습니다. 잉태의 첫 순간인 수정란의 무게는 0.5밀리그램에 지나지 않지만 그런 배아가 10개월 만에 3킬로그램이 됩니다. 6백만 배 이상의 성장이 이뤄진 셈입니다. 그 성장의 과정은 우리가 도저히 헤아리지 못할 놀라운 기적의 연속입니다.

어떻게 10개월 만에 보이지도 않던 세포 하나가 팔과 다리를 가지고, 느끼고 표현할 수 있는 어마어마한 유기체인 인간으로 발전할 수 있을까요? 진화일까요? 만일 진화라 한다면 그 어떤 생명이 이 놀라운 진화를 그토록 빠른 시간 안에 이룰 수 있을까요? 이 모든 것은 오직 하나님 말고는 설명할 길이 없습니다. 창조주이신 하나

바디 바이블

님의 놀라운 능력과 섭리가 이루어 낸 사랑의 창조가 바로 우리의 생명인 것입니다.

1987년 제가 군의관으로 복무하던 시절에 있었던 일입니다. 진통을 느낀 산모가 병원을 찾아왔을 때, 당시 경험이 많지 않았던 저는 당혹스러웠습니다. 그런데 옆에 있던 경험 많은 간호사가 하는 말이, "걱정 마세요. 잘 낳으실 거예요." 하는 것이었습니다.

그 말이 산모에게는 위로가 되었을지 모르지만 제게는 별로 힘이 되지 못했습니다. 그리고 놀랍게도 제가 그 아기를 받았습니다. 저는 그저 지켜본 것일 뿐, 아기를 받은 것일 뿐, 그 성스런 출산의 과정은 오직 하나님의 창조와 섭리의 은총이었습니다. 벌써 그 일이 30년 전 일입니다. 그 아기가 자라 지금은 서른 살이 되었을 것입니다. 저는 가끔 그때의 일을 떠올려 보곤 합니다. 생명을 향한 가장 거룩하고 숭고한 노력의 몫은 의사가 아니고, 아기도 산모도 아닌 하나님의 은혜라는 것을 말입니다.

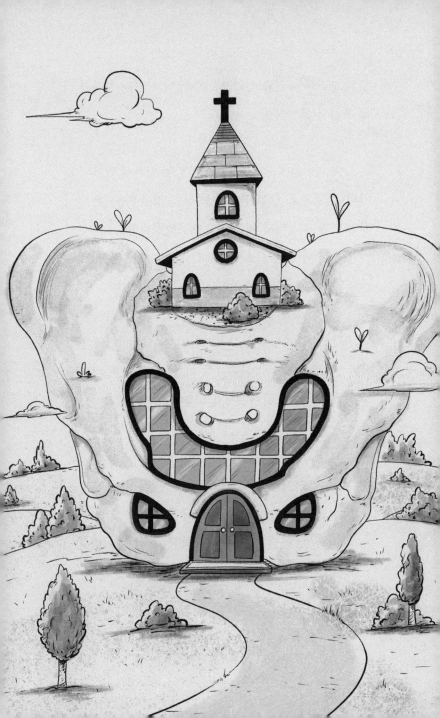

우리 모두는 시편 139편의 말씀과 같이 하나님의 기이하시고 신묘막측한 은혜로 이 땅에 태어난 하나님의 자녀들입니다. 여기 존재하는 '나'가 우주보다 더 큰 기적입니다. 내가 일으켜 낸 기적이 아니라, 하나님께서 일으켜 내신 은혜의 기적인 것입니다.

교회는 생명을 떠받치는 세계의 골반이다

"또 만물을 그의 발 아래에 복종하게 하시고 그를 만물 위에 교회의 머리로 삼으셨느니라 교회는 그의 몸이니 만물 안에서 만물을 충만하게 하시는 이의 충만함이니라"

에베소서 1:22-23

사도 바울은 교회를 만물 안에서 만물을 충만하게 하시는 이의 충만함이라고 증거합니다. 교회가 온 우주

만물과 생명의 근본 바탕이라는 뜻입니다.

우리의 몸에는 허리 밑에 골반이 있습니다. 골반이란 단어는 뼈와 밑받침대 라는 뜻입니다. 말 그대로 뼈를 받치는 받침대라는 뜻이 됩니다. 영어로는 '펠비스Pelvis'라고 하는데 '물 그릇'이란 뜻입니다. 고대 헬라인들은 골반을 물을 담는 넓고 깊은 물통으로 이해를 합니다. 이처럼 우리 몸의 골반이란 생명을 담아내는 그릇과 관련이 있습니다.

심장과 폐를 담아내고 보호하기 위해서 하나님은 우리 몸에 갈비뼈 12개를 한 쌍으로 주셨듯이, 허리 밑에 있는 요추 뼈들은 우리 몸에 십이지장과 췌장, 비장, 콩팥을 담고 있습니다. 마찬가지로 하나님은 여러 개의 뼈가 하나로 되어 깔때기 모양의 구조를 가진 골반을 주셔서 방광과 자궁, 결장과 직장을 담아낼 수 있게 하셨습니다. 골반이 없다면 생식 기능이 불가능하고, 생명을 잉태하고 낳을 수가 없는 것입니다.

저는 개신교회가 이 세계 역사의 골반 역할을 했다

고 확신합니다. 골반이 생명을 잉태하듯이 개신교회는 세계 역사의 수많은 가치들을 역사 속에 출생시켰습니다. 종교개혁을 통한 프로테스탄트 교회의 탄생이 그것입니다. 강한 자가 약한 자를 지배한다는 약육강식의 논리를 뛰어넘어 약한 자를 돌보고, 소외된 자를 끌어안는 '인권'의 개념을 이 역사에 주입한 것도 교회의 탄생으로 이뤄진 일입니다.

교회는 봉건주의 시대를 뛰어넘는 '자유'와 '민주주의'를 탄생시켰습니다. 자유시장경제체제의 눈부신 발전의 뿌리를 교회가 잉태하고 있었다는 것입니다. 일제에 정복당한 조선의 정신을 일깨운 것도 개신교의 신앙이었습니다. 1948년 8월 15일 대한민국정부수립을 잉태하는 역사에도 개신교의 신앙이 깊게 흐르고 있었습니다. 6.25전쟁 이후 전 세계에서 가장 가난했던 이 나라를 반세기만에 세계 정상으로 올려놓은 산업 발전의 기적 속에도 개신교의 신앙은 살아 역사하고 있었습니다.

오늘날 우리 시대는 생명을 잉태하고 자라게 하고

보존하는 개신교의 가치를 자각해야 합니다. 교회가 무너지면 '인권'의 본질은 사라지고 정치적인 개념만 난무하는 시대가 될 것입니다. 교회가 무너지면 '자유'와 '민주주의'라고 하는 체제가 흔들릴 것입니다. 교회가 무너지면 '개인'의 가치를 소중히 여기는 성숙한 시민 사회가 무너지고, '집단'만 강조되는 전체주의 사회가 도래할 것입니다.

골반 없는 신체가 아무것도 생산할 수 없듯이 교회가 없는 사회는 자유와 생명과 인권을 창조해 낼 수 없는 것입니다.

지금의 한국 교회는 이 나라에 더 많은 가치들과 생명들을 잉태하고 있습니다. 이 나라를 더 복되게 할 축복을 잉태하고 있습니다. 한 가정이 출산을 앞둔 산모를 소중히 여기듯이, 우리도 이 나라와 세계의 골반인 교회를 사랑하고 더욱 소중히 여겨야 할 것입니다.

생명은 최고의
상위 개념이다

"하나님이 자기 형상 곧 하나님의 형상대로 사람을
창조하시되 남자와 여자를 창조하시고"

창세기 1:27

하나님은 남자와 여자를 창조하셨습니다. 남자와 여
자 두 개의 성性을 창조하셨습니다. 세 개의 성, 네 개의
성, 그밖에 더 많은 성이 아니라, 두 개의 성을 창조하신
것입니다. 골반을 보면 남자와 여자의 골반이 다른 목적
을 가지고 만들어진 것을 알 수 있습니다. 남자의 골반을
보면 여자에 비해 상당히 뾰족하고 시각적으로도 아름답
지 못하게 창조되었습니다. 반면에 여성의 골반은 완만하
며 아름답고 뭔가를 담아낼 수 있는 구조로 생겼습니다.

생물학적으로 보았을 때 남자가 여자에 비해 키가
큰 것도 골반의 구조와 많은 연관이 있습니다. 뼈가 굵고
뾰족하기 때문에 남성이 상대적으로 키가 큰 것입니다.

또한 남성의 골반은 고관절 사이가 넓지 않습니다. 여성의 골반에 비해 더 강한 에너지를 낼 수 있는 구조입니다. 반면 여성의 골반은 아기를 담고 낳을 수 있도록 잘 열릴 수 있는 구조를 가지고 있습니다.

물론 남성이나 여성의 골반의 기능은 같습니다. 그러나 하나님은 여성의 생식기를 안으로 위치하게 만들어서 남성의 생식기를 받아들이고 씨를 받아들일 수 있도록 특화되게 하셨고, 남성은 음낭과 고환을 밖으로 나오게 해서 생식기능을 유지하며 동시에 생명의 씨를 뿌릴 수 있도록 만들어 주셨습니다.

성경에서 정의하는 남자와 여자의 비유는 '씨'와 '밭'입니다. 자기가 스스로 의식하고 있는 정체성으로 남자와 여자가 되는 것이 아닙니다. 씨를 뿌릴 생식기를 가진 자가 남자이고, 그 씨를 받을 수 있는 생식기를 가진 자가 여자인 것입니다. 하나님은 남자와 여자의 연합으로 생명의 역사를 이어 가도록 해 주셨습니다. 하나님은 생명이 생명을 낳고, 생육하고 번성해 가는 생명들 가운데에서 하나님 나라의 백성들을 구원하십니다.

하지만 최근 우리나라의 출산율을 보면 참담한 심정입니다. 우리나라에서 2019년에 태어난 생명은 30만 3천여 명 밖에 되지 않습니다. 전 세계에서 최하위입니다. 이 수치만 보더라도 우리나라의 생명 출산에 대한 가치가 어느 정도로 떨어져 있는가를 알 수 있습니다.

그런 의미에서 오늘날 동성애에 대한 논란의 핵심은 '인권'의 문제이기 이전에 '생명'의 문제라고 생각합니다. 인권은 민주주의의 상위 개념이며, 생명은 인권의 상위 개념입니다. 민주주의는 인권을 위한 것이며, 인권은 생명을 위한 것입니다. 오늘날 인권이란 기치를 앞세우며, 생명을 이어 가는 순리를 역행하는 이데올로기가 소리를 높이고 있습니다. 남자와 여자라고 하는 두 개의 성을 넘어 세 개, 네 개, 그 이상의 성의 논리를 내세우며 인권이란 이름으로 당연시 여기자는 주장이 강해지고 있습니다. 동성혼의 합법화를 반대한다고 해서 인권을 무시하는 것은 아닙니다. 우리는 생명의 존엄성 아래에서 인권을 존중합니다.

생명 출산은
하나님의 역사이다

"여호와께서 이르시되 내가 아이를 갖도록 하였은
즉 해산하게 하지 아니하겠느냐 네 하나님이 이르
시되 나는 해산하게 하는 이인즉 어찌 태를 닫겠느
냐 하시니라"

이사야 66:9

생명을 잉태하고 출산하는 과정을 한마디로 표현하
라고 한다면, '신비' 그 자체입니다. 그리고 그 신비를 묵
상해 보면, 인간의 업적이나 노력이 뒤로 물러가 버립니
다. 오직 하나님의 은혜로밖에는 설명할 수 없는 신비에
감탄사만 쏟아져 나옵니다.

골반 기능의 최고 압권은 생명 출산입니다. 임신을
하게 되면 여성은 자궁에서 아기를 보호합니다. 골반 속
자궁 안에는 양수라고 하는 물이 차오르게 되고 아기는
영양을 공급 받는 태반을 가지고 열 달 동안 물구나무서

기를 하게 됩니다.

　신비로운 것은 아기는 여성의 몸에 일종의 이물질이라는 것입니다. 우리 몸에 이물질이 들어왔을 때 이를 내쫓으려 하는 것이 면역 기능인데, 여성은 자신의 몸에 생긴 새로운 생명을 면역 반응으로 죽이려 하지 않고 고통스럽게 받아들이게 됩니다. 그 고통스러운 과정이 바로 입덧입니다.

　여성의 몸은 면역 기능을 초긴장 상태로 극대화시켜서 다른 그 어떤 것들이 들어오지 못하도록 예민해집니다. 난소는 한 달에 한 번 하던 배란을 멈추고, 자궁 끝 경부에서는 아기가 자라는 데 방해되지 않도록 새로운 정자가 들어오지 못하게 합니다.

　이 원리가 동물의 세계에서도 비슷하게 작용을 합니다. 보통 어미가 새끼를 배고 낳고 키우는 동안 수컷은 따로 삽니다. 어미는 수컷을 극도로 거부합니다. 일반적으로 수컷은 씨를 뿌린 일 외에 생명 출산에 별로 기여를 하지 않습니다. 그 모든 해산의 과정은 암컷을 통해 일어나는 것입니다.

아기를 출산하는 과정을 보면 여성의 골반이 가지고 있는 경이로움을 볼 수 있습니다. 아기를 임신하면 첫 두 달 동안을 배아기라고 합니다. 그 두 달을 지나 태아가 되어야 웬만한 사람의 모습을 가지게 됩니다.

배아가 태아가 될 때까지 여성의 몸에는 엄청난 변화가 일어납니다. 아기가 위험하지 않도록 엄마는 입덧을 하며 일체의 불순물이 들어오지 못하는 생체 반응을 나타냅니다. 아기와 하나로 공존하는 최적화된 생태 조건을 만들어 내기 위해서 첫 삼 개월 간 엄마는 그 어떤 약도 먹지를 않습니다. 잘못되면 신장에 이상이 생기거나 머리가 안 좋아지는 지카 바이러스 같은 경우가 생기기 때문입니다.

약을 잘못 써서 아기와 산모에게 문제를 일으킨 사례들은 너무도 많습니다. 1950년대 독일의 경우 탈리도마이드Thalidomide라고 하는 입덧 방지약을 만들어 산모들에게 주었는데, 처음에는 효과가 좋아 보였습니다. 입덧이 멈추고 무엇을 먹어도 맛있게 먹을 수 있었습니다. 그러나 나중에 출산을 해 보니 많은 아기들이 팔다리가

바디 바이블

없었습니다. 살기 힘든 아이들을 출산한 것입니다.

하나님께서는 아기가 태아가 되는 그 첫 삼 개월 동안 인간의 어떤 인위적인 노력이 들어가지 않도록 막으셨습니다. 세포 하나로부터 출발하여 인간의 형상이 만들어지는 그 놀라운 기적의 역사 속에 하나님 아닌 인간의 업적을 '0'으로 만드신 것입니다.

1970년대 우리나라의 출산률은 4명이었습니다. 80년대는 3명 정도가 되었고, 90년대는 2명이 되었습니다. 그리고 2000년대 들어서면서 1명대로 줄어들고 있습니다.

우리가 이 땅에 태어났다는 것이 하나님의 은혜입니다. 또 우리가 생명을 잉태하고 해산하게 되는 체험 역시 하나님의 은혜를 체험하는 것입니다. 생명을 잉태할수록 신비를 알게 되고, 은혜를 알게 되는 것입니다. 출산이 줄어들수록 하나님의 일하심과 하나님의 은혜를 체험하는 횟수도 줄어드는 것입니다.

출산의 고통은
축복이다

"또 여자에게 이르시되 내가 네게 임신하는 고통을
크게 더하리니 네가 수고하고 자식을 낳을 것이며"

창세기 3:16

요즘 자연분만보다 제왕절개를 하는 경우가 많습니다. 신앙을 가진 의사의 입장에서 보자면 매우 안타깝습니다. 인간은 고통을 피하려는 본능을 가지고 있습니다. 그런 의미에서 고통을 피해 출산하고 싶은 마음은 이해합니다. 그러나 생명 잉태의 신비로움은 출산의 과정에서 나타납니다. 3킬로그램 정도의 아기가 엄마의 작은 골반을 통과해서 나오는 그 과정은 매우 경이롭습니다.

아기의 머리는 성인의 두 주먹만 한 크기인데, 넓이가 2-3센티미터 밖에 안 되는 좁은 질에서 빠져나옵니다. 이 일이 가능하려면 아기 스스로 엄마의 자궁에서 빠져나오려는 본능적인 자각이 일어나야 합니다. 엄마의 배 속에서 아기가 성장함에 따라 폐의 기능도 커지면서 아기는 스스로 독립할 때가 되었음을 자각합니다. 이때부터 엄마의 배가 조금씩 아파오고 자궁수축이 시작됩니다.

부정기적으로 아팠던 배는 시간이 흐를수록 정기적이고 강력한 진통으로 발전합니다. 자궁 입구가 얇아지면서 점점 벌어집니다. 2-3센티미터밖에 안되던 자궁의 경부가 10센티미터 이상 커지면 이제 아기는 엄마의 배 속에서 나갈 준비를 합니다. 이때 엄마의 자궁벽은 안으로 오므라집니다. 그 오므려진 벽의 도움을 받아 아기의 굽었던 척추뼈가 펴집니다. 그렇게 허리가 펴지면서 머리가 뒤로 재껴지고 조금씩 머리부터 나오게 되는 것입니다.

자궁이 수축되면 아기는 머리를 뒤로 재끼면서 산도로 내려오게 됩니다. 이때까지 아직 아기의 머리뼈는 합쳐지지 않았습니다. 성인의 머리는 단단하지만 아기는 뼈와 뼈 사이가 오므려져 있습니다. 머리로 볼록볼록 숨을 쉴 수 있는 상태입니다. 그래서 머리가 먼저 나오게 되는 것입니다. 그 다음에 한쪽 어깨가 나오고 반대 어깨가 나온 뒤 배가 나오고 마침내 다리가 나오게 됩니다.

아기가 태어날 때 머리가 먼저 나오는 것은 신비한 일입니다. 태아의 가슴 속에는 물이 가득 차 있어서 폐로 숨을 쉴 수 없는 상태입니다. 그런데 아기가 좁은 엄마의 산도를 빠져나오는 동안 흉부에 압력이 가해져 아기의 폐에 있던 물이 다 빠져나오게 됩니다.

아기의 몸 속에 있던 양수는 빠져나가고, 엄마의 자궁벽에 있던 질 좋은 미생물들이 아기의 입을 통해 몸 속으로 들어가게 됩니다. 폐로 새로운 호흡을 할 수 있는 여건과, 일생 동안의 생태 환경을 마련할 수 있는 미생물들의 흡입이 출산하는 과정을 통해서 일어나는 것입니다.

산파가 태어난 아기의 등을 두드리며 어루만지면 아기는 울기 시작합니다. 그 울음이 첫 호흡, 새로운 세상에서의 시작인 것입니다. 그리고 태반이 떨어지고 이제 아기는 스스로 살아가는 방법을 배우게 됩니다. 이 모든 과정이 하나님의 섭리인 것입니다.

하나님은 사람에게 출산하는 고통을 주셨습니다. 예수 그리스도의 십자가의 고통을 통해서 우리가 출산하

게 되었듯이, 하나님은 출산의 고통을 통해서 아이에게
생명력을 더해 주십니다. 출산의 고통이야말로 가장 거
룩하고 아름다운 고통인 것입니다.

생명을 출산하는 것이
하나님께 순종하는 것이다

"아담은 백삼십 세에 자기의 모양 곧 자기의 형상과
같은 아들을 낳아 이름을 셋이라 하였고 아담은 셋
을 낳은 후 팔백 년을 지내며 자녀들을 낳았으며 그
는 구백삼십 세를 살고 죽었더라"

창세기 5:3-5

출산이란 아기가 세상 밖으로 나오는 것만을 의미하
지 않습니다. 아기가 건강하게 세상 밖으로 나오는 것도
중요하지만, 아기를 출산한 엄마의 몸이 그 아기를 키우
고, 또 다른 생명을 잉태할 수 있는 상태로 회복되는 것

까지가 출산의 과정입니다.

아기가 나오면 엄마의 넓어진 자궁은 빠르게 오므라들어야 합니다. 그러기 위해서 자궁 안에 남아 있을 수 있는 태반이 제거가 되어야 하고 또 다른 출혈을 일으킬 수 있는 찌꺼기들을 제거해야 합니다. 이제 고생을 했던 엄마의 골반은 쉬어야 합니다. 오랜 시간이 필요합니다.

레위기 12장을 보면 여성이 출산했을 때의 정결 예식을 소개해 주고 있습니다. 하나님께서 이스라엘 백성들에게 주신 규례이지만 이는 단지 이스라엘만을 위한 말씀이 아닙니다. 그 규례를 보면 아기를 출산하면 7일간 사람들이 가까이 오지 못하게 하십니다. 그 다음 33일 동안 성소에 오지 못하게 하십니다.

성경에서는 부정하다는 표현을 쓰고 있지만, 이는 문자적인 더러움을 의미하는 것이 아니라, 그 속에 엄마의 회복을 위한 하나님의 배려와 사랑의 의미가 담겨 있는 것입니다.

하나님께서는 여성들에게 생명을 잉태할 수 있는 삼십여 년의 창조의 시간을 허락해 주셨습니다. 그 기간이 지나면 수고했으니 그만 쉬라고 하십니다. 폐경을 맞는 것입니다. 하나님께서 우리에게 골반을 주신 것은 생명을 잉태하여 생육하고 번성하고 충만하라고 하는 명령입니다.

그러나 요즘 우리나라의 출산율은 세계 최하위입니다. 출산을 하지 않는 세대, 하나님께서 우리 몸 안에 주신 최고의 선물이자 은혜를 거부하는 문화인 것입니다.

창세기 4장과 5장을 보면 의인들의 삶의 이야기가 등장합니다. 아담으로 시작된 족보가 노아라고 하는 의인에 이르기까지의 과정을 보여 주고 있습니다.

성경에서 보여 주는 그 의인들의 삶은 너무도 단순하게 묘사됩니다. '낳았다, 지냈다, 죽었다'는 세 가지 내용밖에 없습니다. 아담은 셋을 낳았고, 셋을 낳은 후 팔백 년을 지냈고, 그리고 구백 삼십 세에 죽었다고 합니다. 셋은 에노스를 낳았고, 팔백칠 년을 지냈고 구백십이 세에 죽었다고 합니다. 참으로 단순합니다. 이렇게 단순한 삶이 의인의 삶이라고 합니다. 그리고 그 족보를 통해서 우리를 구원하실 예수 그리스도께서 오십니다.

그런데 카인의 족보에서 낳은 자식들은 스스로 낳은 자식들로 표현되어 있고, 의인인 아담의 족보에서 낳은 자식들은 하나님께서 낳게 하셔서 낳았다고 하는 사동사로 쓰여 있습니다. 카인의 자식들은 스스로 자기 힘으로 낳은 자식들이고, 아담의 자식들은 하나님에 의해 낳은 자식들이라는 것입니다.

즉 생명을 잉태하여 낳는다는 것은 내가 내 힘으로 낳은 자녀들이 아닌, 하나님에 의해 하나님의 은혜로 낳은 자녀들인 것입니다. 생명을 잉태하는 것은 하나님의 자녀들이 따르는 순종의 길이며, 의인 된 자가 살아가는 순종의 삶이 되는 것입니다.

야곱을 출산하지 말고,
이스라엘을 출산하라

"야곱은 홀로 남았더니 어떤 사람이 날이 새도록 야
곱과 씨름하다가 자기가 야곱을 이기지 못함을 보
고 그가 야곱의 허벅지 관절을 치매 야곱의 허벅지
관절이 그 사람과 씨름할 때에 어긋났더라"

창세기 32:24-25

창세기 32장을 보면 하나님께서 야곱의 환도 뼈를
치시는 이야기가 나옵니다. 환도 뼈란 의학 용어로는 대
퇴골입니다. 흔히들 말하는 넓적다리 뼈, 정확히 말하자
면 골반과 장골이 연결되는 부위, 골반에서 다리가 뻗어
나가는 지점의 뼈, 그러니까 골반이라고 할 수 있습니다.

하나님께서 야곱의 환도 뼈를 치셨다는 말은 걷지
못하게 하셨다는 뜻이 아닙니다. 야곱의 생식기를 치셨
다는 뜻입니다. 하나님은 야곱의 생식 능력인 골반을 망
가뜨리시고, 야곱에게 이스라엘이라는 새 이름을 주셨

습니다. 야곱에게서 나올 이스라엘은 야곱의 생식 능력으로 낳은 자식들이 아니라, 하나님에게서 나온 생명이어야 한다는 것을 말씀하시는 것입니다. 하나님께서 예수님을 이 땅에 보내실 때, 남자인 요셉의 생식 능력을 빌어서 오게 하신 것이 아니라, 동정녀 마리아를 통해 낳게 하신 것과 같은 것입니다.

저는 생명을 이어 가는 골반의 신비를 묵상하며, 우리의 골반에 손을 대시는 하나님의 섭리를 헤아려 봅니다. 중력이 작용하는 지구에서 나이를 먹어가며 네 발이아닌 두 발로 살아야 하는 인간의 골반은 결국에는 야곱처럼 위골될 수밖에 없는 운명에 놓여 있습니다. 물론 우리는 운동이나 자세교정, 혹은 시술을 통해 위골되어 가는 골반을 바로 세워야 합니다. 그러나 그 이전에 우리는 골반을 위골시키는 세월과, 그 세월 속에 우리를 손대시는 하나님의 뜻과 이유를 알아차려야 합니다.

저는 그것이 바로 우리가 야곱이기 때문이라고 생각합니다. 야곱으로 사는 한, 그 튼튼한 야곱의 골반은 야

바디 바이블

곱의 자식들인 야곱의 이기적인 결과물들만 출산할 뿐입니다. 이스라엘을 낳지 못하고, 야곱을 낳는 것입니다. 야곱의 골반이 튼튼할수록 더 많은 야곱들만 남긴다는 것입니다. 하나님은 그래서 세월을 통해, 그리고 이 무거운 중력으로 우리의 골반을 변형시켜 가시는 것이 아닐까 생각해봅니다.

"네가 출산하고 있는 것들은 무엇인가? 그것은 야곱인가, 이스라엘인가? 너의 노력과 열심의 결과물인가, 하나님의 은혜와 사랑의 결실들인가?"

"하나님의 백성인 이스라엘이 되어라! 이스라엘이라고 하는 하나님의 열매를 맺는 인생이 되어라!" 이렇게 우리에게 말씀하시는 것 같습니다.

지금도 우리의 골반은 변형되어가고 있습니다. 변형되어가는 골반의 통증을 느끼며 기도해 봅니다.

"하나님! 저의 골반이 야곱이 되어 야곱을 출산하지 말게 하여 주소서! 이 연약한 골반이 이스라엘이 되어 이스라엘을 출산하게 하여 주옵소서!"

약이 되는 건강 지식 **골반**

골반을 확인하라

골반이 틀어지거나 균형이 안 맞으면 척추의 구조가 변형됩니다. 또한 장기의 기능이 저하되고, 정력이 상실되며 살이 찝니다. 허리뼈와 목뼈, 등뼈가 모두 틀어지게 되고, 인체의 좌우 비대칭이 극대화되면 몸의 이상을 민감하게 감지하는 감각이 둔화되고 회복 능력이 저하됩니다. 따라서 골반에 생기는 문제를 빠르게 확인하고 대처하는 것이 가장 중요합니다.

골반이 아픈 두 가지 경우

대개의 경우 골반통이 문제이거나 디스크가 문제입니다. 골반통은 몸의 앞쪽으로 옵니다. 종양인 경우거나 치질이라도 골반통이 올 수 있습니다. 특히 돌이 생긴 방광석이나 요석 역시 골반통을 유발합니다. 그러나 뒤쪽으로 통증이 온다면 디스크일 가능성이 높습니다.

골반의 변형 세 가지

① 노화, 운동부족, 근육쇠퇴의 경우 골반의 변형이 일어납니다.

② 골반의 위아래가 어그러지는 경우는 주로 몸의 자세 때문에 생기는 변형입니다. 다리를 꼬거나 무거운 짐을 한쪽으로 오래 매고 다니거나, TV를 볼 때 몸을 뒤로 젖혀 보는 습관이 지속될 때 골반 좌우의 균형이 무너져 한쪽으로 기울어집니다.

③ 골반의 선골이 뒤로 젖혀지는 경우에는 고양이 등처럼 골반이 튀어나오게 됩니다. 푹신푹신한 침대나 방석에 오래 앉는 습관으로 허리가 뒤로 밀려나가 생기는 변형이라 할 수 있습니다.

골반변형 자가 확인 방법

① 스스로 거울을 보고 두 팔을 아래로 내리고 섰을 때, 양쪽 어깨의 높이를 비교해 봅니다. 좌우의 높이가 다르다면 골반의 균형이 맞지 않는 상태일 수 있습니다.

② 신발 밑창의 해어진 부분이 한쪽으로 쏠려 있거나,

③ 한쪽 다리가 다른 쪽에 비해서 감각이 떨어지거나, 저리다고 한다면 이 또한 골반의 변형일 수 있습니다.

④ 바로 누운 자세에서 양쪽 다리의 길이를 재어 보았을 때 다리가 짧은 쪽이 있다면 골반변형일 수 있습니다.

⑤ 걸을 때 발을 끌거나 보폭이 작다면 이 또한 의심해 봐야 합니다.

⑥ 팔자걸음이 되거나 발의 앞부분이 안쪽으로 굽는 경우, 걸을 때 몸이 앞으로 숙여지거나 휘는 경우에도 골반의 변형을 의심해 봐야 합니다.

⑦ 잠을 잘 때 바로 누운 자세가 잘 되지 않는 경우나,

⑧ 허리를 쭉 펴고 앉아 있는 것이 버거운 경우도 마찬가지라 할 수 있습니다.

엉덩이가 아플 때

엉덩이가 아프다면 주로 세 곳─엉덩이 뼈, 엉덩이 근육, 그리고 엉덩이에 있는 신경이 문제입니다. 손으로 아픈 부위를 눌러 보면 엉덩이가 어떻게 아픈지 어느 정도는 알 수 있습니다.

① 운동을 한 후 엉덩이가 아픈 경우, 쉬면 아픈 강도가 약해지거나 없어집니다. 이럴 때는 무리한 운동을 피해야 합니다.

② 쉬어도 엉덩이가 아프다면 이때에는 엉덩이 안에 문제가 생긴 겁니다. 병원에서 치료를 받으셔야 합니다.

③ 아무것도 하지 않았는데 엉덩이가 갑자기 아픈 경우가 있습니다. 그렇다면 엉덩이에 종양이 생겼거나 신경이 눌려서 아픈 것일 수 있습니다. 그렇다면 빨리 병원을 찾으셔야 합니다.

④ 엉덩이에 아무 이상이 없는데도. 엉덩이가 아픈 경우는 허리 디스크 협착증을 의심해 봐야합니다. 심한 운동을 하지 않았는데도

엉덩이가 서서히 아프기 시작 하고, 치료를 했는데도 여전히 통증이 느껴진다면, 엉덩이가 아니라 척추의 문제일 수 있습니다. 신경이 척추에서 눌려 엉덩이가 아픈 것입니다.

"A라고 하는 환자가 있었습니다. 이 환자는 사무실에 가만히 앉아 인터넷 업무를 하는 분이었는데, 처음에 엉덩이가 아프기 시작하더니 그 통증이 점점 심해지는 겁니다. 그래서 가까운 병원에 가서 주사를 맞았지만 여전히 엉덩이가 아팠다고 합니다. 물리치료를 받아도 여전히 아팠고, 점점 심해지더니 나중에는 엉덩이가 한쪽으로 올라가는 지경까지 갔습니다. 그러다가 저희 병원을 찾아왔습니다. 엉덩이 한쪽이 올라간 상태로 온 겁니다. 제가 보니까 엉덩이 문제가 아니었습니다. 엉덩이를 누르면 아프긴 하지만 엉덩이 문제는 아닌 겁니다. 그분이 다른 병원에서 엉덩이를 찍은 MRI를 봐도 정상이었습니다. 제가 그분을 눕히고 손으로 만져 보니까 허리 문제였습니다. 그래서 척추에 문제를 일으키는 신경 쪽에 특수주사를 놓자, 엉덩이 문제가 해결되었습니다."

5장

밸런스Balance 묵상

구멍 난 항아리를
채우는 법

"이스라엘아 들으라 우리 하나님 여호와는 오직 유
일한 여호와이시니 너는 마음을 다하고 뜻을 다하
고 힘을 다하여 네 하나님 여호와를 사랑하라"

신명기 6:4-5

"얼마만큼의 돈이 있으면 충분하겠습니까?" 라는 기
자의 질문에 세계의 부호인 록펠러는 이렇게 대답을 했
습니다. "아주 조금 만 더."

이 질문은 1980년대 말 미국인들을 대상으로도 던져
집니다. "행복한 삶을 위해서 당신은 얼마나 더 많은 돈이
필요하다고 생각하십니까?" 그러자 설문 대상자의 4분의

3에 해당하는 사람들 역시 록펠러와 비슷한 대답을 했다고 합니다. "아주 조금만 더."

인간은 세대와 문화와 교육 수준을 막론하고 더 즐겁고 행복하게 살고 싶은 욕구를 가지고 있습니다. 저는 행복을 이야기할 때 아리스토텔레스의 말을 연상하곤 합니다. 아리스토텔레스는 그의 행복론에서 인간을 '구멍 난 항아리'라고 정의합니다. 그러면서 "행복을 찾는 것이 불행의 원인"이라고 말을 했습니다. 구멍 난 항아리는 그 어떤 것을 채워도 빠져나가기 때문입니다. 그렇다면 인간은 어떻게 해야 행복해질 수 있을까요?

2017년 세계행복보고서에서 전 세계 155개 국가들의 행복지수를 소개했습니다. '행복지수'란 실제 자신이 느끼고 있는 행복감을 측정하는 지수입니다. 국내총생산의 물질 가치뿐 아니라, 만족도와 기대감, 자부심, 희망, 사랑과 같이 포괄적인 만족을 나타내는 수치를 행복지수라고 부릅니다. 이 보고서에서 노르웨이가 1위를 했고, 덴마크, 아이슬란드, 스위스, 핀란드, 네덜란드 순으로 순위가 이어졌습니다. 이스라엘은 11위, 우리나라는 56위를 기록했습니다. 일본은 우리나라보다 높은 51위, 태국과 대만은 각각 32위와 33위를 차지했습니다.

여기서 아이러니한 나라가 이스라엘입니다. 이스라엘의 행복지수는 2017년에는 11위였지만 이전에는 7위, 6위의 높은 행복감을 느끼는 나라로 나타나곤 했습니다. 이스라엘은 잦은 테러와 전쟁의 위협 가운데 있는 나라입니다. 자원도 부족하고, 땅덩어리도 강원도만 한 작은 나라, 그런 나라에 사는데 뭐가 그리 행복할 수 있을까요? 그럼에도 이스라엘 사람들은 행복해 합니다.

저는 그 이유가 신명기 6장의 말씀 속에 있다고 생각합니다. 마음과 뜻과 힘을 다하여 하나님을 사랑하는 신앙의 힘이 이스라엘 사람들의 마음속에, 그리고 그들의 역사 속에 살아 숨 쉬고 있었기 때문이라는 것입니다. 감성과 지성과 실천이 하나 된 사랑, 지정의知情意가 조화를 이룬 신앙의 상태가 광야 같은 척박한 환경 속에서도 행복할 수 있는 이유인 것입니다.

다시 아리스토텔레스의 행복론으로 돌아와 어떻게

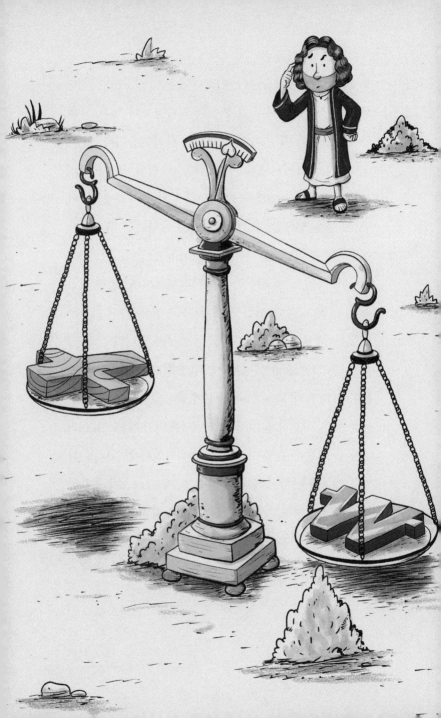

해야 구멍 난 항아리에 물을 채울 수 있을까요? 저는 그
역시 신명기 6장 속에 있다고 믿습니다. 우리의 마음과
뜻이 하나님 사랑 속에 완전히 잠겨 버리는 상태가 행복
입니다. 구멍 난 항아리가 물속에 온전히 잠겨 있어야 물
을 채울 수 있듯이, 인간은 우리의 지정의가 하나님 안에
잠겨 있는 가운데 행복할 수 있는 것입니다.

행복은
밸런스이다

"사랑하는 자여 네 영혼이 잘됨같이 네가 범사에 잘
되고 강건하기를 내가 간구하노라"

요한3서 1:2

사람들은 '중간'이란 말을 많이 사용합니다. 중간만
가라, 너무 앞에 나서지 말고 너무 뒤에도 있지 마라, 어
딜 가든 너무 튀지 말고 중간만 가라고도 합니다. 아마도

중간이 튀는 것보다 낫다는 의미를 가지고 쓰는 말일 것입니다. 그러나 때때로 '중간'이란 말을 박쥐나 회색분자같이 좋지 않은 의미로도 사용합니다. 이것도 저것도 아닌 인간, 여기 붙었다 저기 붙었다 눈치만 보는 사람을 지칭할 때에도 중간이란 말을 씁니다. 부정적으로 쓰는 경우들입니다.

그런데 중간이란 말과 비슷한 듯 전혀 다른 의미를 가진 말이 있습니다. 그게 '밸런스'입니다. 밸런스를 우리말로 표현하면 균형이나, 평균, 평형, 조화라는 말로 쓸 수 있겠습니다. 밸런스는 우리가 말하는 '중간'의 상태를 의미하지 않습니다.

밸런스란, 이쪽도 아니고 저쪽도 아닌, 위치상 중간에 있는 상태가 아니라 '이쪽과 저쪽을 모두 가지고 자기 안에서 통제할 수 있는 상태'를 말합니다. 그러니까 이쪽이면서 동시에 저쪽이기도 한 상태, 그래서 어느 한쪽으로 기울어지지 않고 양쪽 모두를 만족시켜 줄 수 있는 상태를 '밸런스—균형'이라고 합니다.

바디 바이블

우주와 우리 몸, 우리가 사는 인생과 이 사회의 원리가 바로, 밸런스의 원리입니다. 이 밸런스의 상태, 즉 생명체의 균형과 조화를 의학적 용어로 '호메오스타시스'라고 합니다. 희랍어의 호메오(동일한)와 스타시스(상태)의 합성어로 우리말로 번역을 하면 '항상성'이라는 뜻입니다.

하나님은 우리가 사는 이 우주를 항상성의 원리로 만들어 주셨습니다. 수를 헤아릴 수 없는 엄청난 우주를 만드신 하나님은 우주가 서로 충돌해서 소멸되지 않도록 궤도를 만드셨습니다. 우리가 사는 이 지구 또한 만유인력과 원심력을 통해서 밸런스를 유지하고 있습니다. 이 밸런스가 깨진다면 지구가 태양으로 끌려가 타버릴 것입니다. 반대로 조금만 멀어지면 지구는 얼어버릴 것입니다. 우리가 꿈꾸는 행복의 원리도 그렇습니다. 육체와 마음과 영혼이 밸런스를 유지하는 것이 행복입니다.

1948년 세계보건헌장은 건강에 대해 이런 정의를 내렸습니다. '건강이란 단지 질병이 없는 상태를 의미하는 것뿐 아니라 신체적, 정신적, 사회적으로 완전히 안

넝함을 말한다.' 그 후 1998년 세계보건기구는 건강에 대해 새로운 정의를 검토했습니다. '건강이란 질병이 없거나 허약하지 않을 뿐 아니라 육체적, 정신적, 사회적 및 영적 안녕이 역동적이며 완전한 상태를 말한다.'고 말입니다. 여기에서 더해진 '영적 안녕'이란 의미는 몸과 마음과 사회뿐 아니라 영적으로도 건강해야 행복하다는 것입니다.

우리의 육체는 먹고 쉬어야 편안합니다. 의식주가 있어야 합니다. 서로 사랑하고 사랑하는 사람들과 마음을 나누어야 합니다. 그렇게 육체와 마음이 채워져도 여기에 영적인 밸런스도 함께 있어야 행복하다는 의견이 제기된 것입니다.

하나님은 사람들에게 영원을 사모하는 마음을 주셨기 때문에 의식주와 희망, 그리고 사람을 사랑하는 것만으로는 행복할 수 없게 하셨습니다. 인간은 불멸을 추구하는 영적인 존재이며, 그 불멸의 주체는 우리의 창조주 하나님이십니다. 우리를 만드신 하나님의 사랑이 우리 안에 가득 찰 때, 인간은 비로소 행복해지는 것입니다.

호메오스타시스는
하나님의 사랑

"이같이 한즉 하늘에 계신 너희 아버지의 아들이 되
리니 이는 하나님이 그 해를 악인과 선인에게 비추시
며 비를 의로운 자와 불의한 자에게 내려 주심이라"

마태복음 5:45

호메오스타시스는 본래 심리학에서 나온 말입니다.
우리의 외부 환경이 바뀌어도 우리 몸의 내부 환경은 항
상 일정한 상태를 유지하려고 작용을 하고 있다는 뜻입
니다. 즉 항상성의 원리를 의미합니다.

하나님은 이 세상을 창조하시고 호메오스타시스인
항상성의 원리로 조화롭고 안정되게 하셨습니다. 동양
철학의 개념 중에도 '천지불인天地不仁'이라는 말이 있습
니다. 하늘과 땅은 인자하지 않다. 선과 악을 가리지 않
는다는 뜻입니다. 착하고 선한 사람도 벼락에 맞아 죽을
수 있다는 뜻입니다. 그런데 그 '불인不仁' 함이 바로, 천지

자연을 '항상성'으로 있게 해 주는 원리입니다.

저는 천지불인이 이 세상을 향한 하나님의 사랑이라고 생각합니다. 하나님께서는 선인이나 악인에게 동일하게 해를 비춰 주시고, 비를 주십니다. 이 세상에 있는 동안만큼은 예수 믿는 사람도 벼락을 맞고 예수 안 믿는 사람도 잘 살아갑니다. 왜 그럴까요? 불벼락을 맞든, 돈벼락을 맞든 어차피 이 세상은 '광야'이기 때문입니다. 죽음을 향해 모두가 다 떠 밀려가는 홍수 같은 세상이 우리의 인생이기 때문입니다.

그 광야 같은 인생에서 인간이 알아야 할 하나의 가치는 무엇이겠습니까? 인생이 광야라는 것을 알고, 받아들이는 것입니다. 죽음을 받아들이고 그 광야 너머에 있는 하나님을 바라보는 것입니다. 그 광야를 알라고 하나님은 우리에게 고난을 주시는 것입니다. 그 고난이 사랑이요, 그 광야가 사랑이라는 것입니다.

우리가 조금만 더 생각해 보면, 인자해 보이지 않는 하나님의 사랑이야말로 진정한 사랑이라는 것을 깨달을 수 있습니다. 나에게 닥친 자연재해, 쓰나미나 폭우 같은 현상이 내 개인에게는 안 좋을지 모르지만, 그런 자연 현상으로 천지는 청소가 되고 본래성을 회복합니다.

우리가 사는 생태계를 보면 누군가는 태어나고, 누군가는 죽습니다. 태어나고 죽는 비율이 맞지 않으면 전쟁이 일어나기도 합니다. 식수가 고갈되고 자원이 부족해 수많은 생명의 목숨이 위태로워집니다. 그러나 그 '불인不仁'해 보이는 현상으로 전체 생태계는 자정하여 균형을 찾아냅니다. 우리가 보고 겪는 세상과 자연 속에 '나'라고 하는 이기성을 내려놓고 보면, 그 '불인'해 보이는 이치가 사실은 천지와 만물을 이롭게 하시는 하나님의 사랑이라는 것을 알 수 있다는 겁니다.

2004년도에 인도네시아에 쓰나미가 발생해서 몇 십만 명이 세상을 떠난 일이 있었습니다. 그 당시 저희 병원에서는 인도네시아 반다아체라는 지역에 의료봉사를 갔습니다. 눈으로 본 그곳의 참상은 말로 설명할 수 없을 만큼 참혹했습니다. 의료봉사를 하는 동안 쓰나미의 후유증으로 병든 환자들이 찾아오는데, 한결같이 가슴을 움켜쥐고 있었습니다. '왜 다 가슴을 움켜쥐고 있지? 물을 마시지 못해 감염되었나?'라고 생각했습니다. 그런데 알고 보니 전혀 다른 이유였습니다. 사랑하는 식구들이 하루아침에 사라져 버린 것에 대한 슬픔이었습니다. 저는 그때 의문이 들었습니다. 이런 비통하고 참혹한 상황을 허락하신 하나님을 사랑이라고 말할 수 있을까? 왜 하나님은 이토록 불쌍한 사람들에게 고통을 주셨단 말인가?

그래도 저는 인정할 수밖에 없었습니다. 고통이란 모든 인생들이 겪을 수밖에 없는 정해진 운명이라는 것을 말입니다. 인도네시아에 쓰나미가 일어나고, 우리나라에는 안 일어났다고 해서, 우리는 고통이라고 하는 운명을 벗어난 것일까요? 그렇지 않습니다. 세상 곳곳에는 지금도 허리케인이 일어나고, 테러가 일어나고, 교통사고가 일어나고, 우리가 차마 헤아릴 수도 없는 고통의 순간들이 모든 인류를 덮치고 있습니다. 이 사실은 변하지 않는 진리입니다.

하지만 고통이 모든 사람의 운명이라면, 그 고통 가

운데 있는 모든 인생들을 하나님께서는 사랑하시고 있
다는 사실은 더 큰 운명입니다.

'돌아오는 것'이
사는 길이다

"오라 우리가 여호와께로 돌아가자 여호와께서 우
리를 찢으셨으나 도로 낫게 하실 것이요 우리를 치
셨으나 싸매어 주실 것임이라"

호세아서 6:1

항상성의 원리라고 하는 '호메오스타시스'는 우리의
생명 안에 작동하고 있습니다. 우리의 몸은 본래의 밸런
스 상태를 항상적으로 유지하기 위해 항상 돌아오려고
합니다.

몸은 36.5도라고 하는 일정의 체온을 유지하려고 합
니다. 외부가 추워지면 혈관이 수축되면서 피부가 떨리

고 체온이 올라갑니다. 반대로 외부가 더워져서 체온이 올라가면 몸은 땀을 내서 열기를 식히려고 합니다. 그래서 36.5도로 돌아오려 합니다. 우리의 호흡도 돌아오려 합니다. 호흡에는 일정한 리듬이라는 것이 있습니다. 빨라지기도 하고, 느려지기도 합니다. 뛰기를 하면 호흡이 빨라집니다. 이때 몸은 더 많은 산소를 폐에 공급함으로써 호흡을 본래 리듬으로 돌아오게 합니다. 심장의 박동이나, 혈압도 돌아오려고 합니다. 혈압이 올라가는 이유는 우리 몸의 피 안에 염분이 많아졌다는 뜻입니다. 그래서 삼투압 현상으로 더 많은 수분을 빨아들여서 핏속의 소금기를 줄여 본래의 정상 상태로 돌아오기 위해 혈압이 올라가는 것입니다.

우리가 음식을 먹지 않는 상태가 되면 간에 있는 글리코겐이 분해되기 시작해서 포도당으로 변해 혈중 포도당 농도를 100mg/dL 근처로 유지시키려고 합니다. 그리고 계속해서 음식이 섭취되지 않으면 지질과 단백질까지 포도당으로 바꿔서 몸의 항상성으로 돌아오려고 합니다.

바디 바이블

그런데 우리 몸이 이렇게 항상성으로 돌아오지 않을 때, 우리는 이를 질병이라고 합니다. 예를 들어 당뇨병이란 내분비 호르몬이 스스로를 조절하지 못하게 된 결과라고 할 수 있습니다. 췌장에서 인슐린을 분비해서 혈당을 유지해 왔는데, 계속해서 영양이 과잉되면 췌장 안의 베타세포에서 인슐린 분비에 장애가 생겨 당뇨가 유발된다고 보는 것입니다. 우리의 몸은 이 '항상성'이라고 하는 '돌아옴'에 의해 건강이 유지되는 것입니다.

호메오스타시스—항상성은 본래 존재가 머물러야 할 자리로 되돌아오는 것입니다. 심장 박동이 항상성을 이탈하여 빠르게 뛰기만 한다면 사람은 죽습니다. 거칠어진 호흡이 항상성으로 돌아오지 못하고 계속 높아진다면 그 또한 살 수가 없습니다. 뜨거워진 체온이 36.5도로 돌아오지 않으면 그 또한 위험합니다.

'호메오스타시스—항상성'은 복음에도 흐르고 있습니다. 구약의 예언자들은 타락한 이스라엘을 향해 끊임없이 '돌아오라'고 말을 합니다. 이사야도 예레미야도, 호세아도 모든 선지자들도 한결같이 "돌아오라!" "돌아오라!" 외칩니다. 돌아오지 않으면 죽는다고 합니다.

예수님 역시 유대인들을 향해 끊임없이 호메오스타시스—항상성을 외치셨습니다. "회개하고 복음을 믿어라—메타노에이오!"

이 회개하라는 말이 곧 돌아오라는 말입니다. 방향을 돌려 하나님의 언약 안으로, 말씀 안으로 돌아오라는 것입니다. 항상성을 이탈한 것이 질병이듯이, 인간이 하나님의 항상성 안에서 이탈하여 돌아오지 않는 것이 타락이고 죽음입니다. 그 이탈한 곳에서 다시 하나님께로 돌아오는 것이 생명이고 구원입니다.

우리는 죽은 사람을 '돌아가셨다'고 합니다. 모든 존재는 하나님의 말씀 안에 순종하였든, 불순종하였든 죽음을 통해 하나님의 울타리 안으로 결국에는 돌아올 수밖에 없는 것입니다.

현대인들은 항상성이라고 하는 돌아옴의 미학, 생명의 본래성을 망각하고 살아가고 있습니다. 끝없는 전진

바디 바이블

만을 부르짖고 있습니다. 성공을 향한 끝없는 전진 속에서 본래의 성품과 순수를 잃어버립니다. 가족을 잃고 본래의 자신을 잃어버립니다. 우리는 끝없이 전진하되, 끝없이 돌아와야 합니다. 하나님이 우리 안에 주신 형상과 말씀 안으로 되돌아와 자신을 돌아봐야 합니다.

십자가를 세우는 것이 밸런스이다

"또 다른 두 행악자도 사형을 받게 되어 예수와 함께 끌려 가니라 해골이라 하는 곳에 이르러 거기서 예수를 십자가에 못 박고 두 행악자도 하나는 우편에 하나는 좌편에 있더라"

누가복음 23:32-33

우리의 신체를 보면 좌우와 위아래가 대칭입니다. 코를 사이에 두고 두 눈과 두 귀가 있고, 몸통을 사이에 두고 팔이 두개, 다리가 두개 있습니다. 얼굴의 아름다움은 밸런스가 결정합니다. 얼굴의 길이와 너비의 비율, 눈, 코, 입의 조화로운 밸런스에 달려 있습니다. 신체도 밸런스가 중요합니다. 몸이 한쪽으로 기울거나, 한쪽의 길이가 다르면, 그 하중을 더 받게 되고, 척추나 어깨, 다리에 변형이 일어나게 됩니다.

세포도 밸런스가 핵심입니다. 세포는 내부의 환경을 늘 정상으로 유지하기 위해서 세포 밖에 있는 외부 환경을 조절하려고 합니다. 온도변화에 따른 피부 수축이나, 땀을 흘리는 일, 대사 과정의 에너지 원인이 되는 혈당을 간이나 뇌하수체, 췌장의 인슐린으로 조절하려 하는 것들이 세포가 밸런스를 유지하기 위해 하는 외부 현상들인 것입니다.

세포는 바이러스나 병원균이 침입했을 때, 백혈구와 임파구 같은 면역체계를 동원해서 본래의 밸런스를 맞추려고 합니다. 맹장이 붓고 아프다든지, 갑상선이 아파서 열이 난다든지, 이런 현상들이 세포가 자신의 내부 환경의 밸런스를 유지하기 위해 외부를 변화시키는 작용

바디 바이블

입니다.

호르몬 또한 밸런스의 원리로 작동을 합니다. 인간의 몸은 100여 종의 호르몬을 가지고 있습니다. 이 호르몬들이 우리의 자율 신경계에 영향을 미치고, 우리의 몸에 생리학적인 파장을 만들어 냅니다. 호르몬은 너무 과해도 문제, 너무 부족해도 문제가 됩니다.

면역 체계도 밸런스가 핵심입니다. 면역력이란 우리 몸에 침투한 세균이나 바이러스 같은 적들을 물리치는 군대라고 할 수 있습니다. 수많은 병원균이 여러 경로를 통해 우리 몸에 침투 했을 때, 군인의 수가 적거나 군사력이 약하다면 패하게 됩니다. 질병에 걸리게 됩니다. 반대로 너무 과도한 군대를 가지고 있어도 문제가 됩니다. 과도한 군사 체계가 오히려 다른 부위들을 약화시키는 결과를 초래하는 것입니다. 한 국가가 국방비를 너무 많이 쓰게 되면 교육이나 경제, 문화에 쓸 예산이 줄어드는 것과 같은 이치입니다.

밸런스를 유지하는 것이 건강과 생명의 기본 이치입

니다. 그런데 우리는 살아가면서 밸런스를 쉽게 잃어버립니다. 밸런스를 깨뜨리는 것이 '경향성'입니다. 우리는 걸음을 걸어도 한쪽으로 치우치는 경향성을 가집니다. 늘 생각하던 경향대로 생각하게 되고, 습관, 고정관념, 다른 사람의 이목, 유행이나 사조의 경향성을 따라 행동하게 됩니다. 마치 자동차의 휠 밸런스가 기울어서 자동차의 방향이 한쪽으로 쏠리는 것처럼, 우리의 인생도 밸런스를 잃어버리게 되는 것입니다.

그럼 어떻게 해야 밸런스를 유지할 수 있을까요? 저는 그 답을 호메오스타시스라는 말의 원형 안에서 이야기하고 싶습니다. '호메오스타시스HomeoStasis'란 말을 그대로 풀이하자면 '동일한 상태'라는 뜻입니다. 그런데 그 말의 헬라어 원형을 보게 되면, 'Homeo'는 동일하다는 뜻의 'Homo'가 원형이 되고, 'Stasis'는 서 있다는 뜻의 'Histemi'가 원형이 됩니다. 그래서 '동일하게 서 있다'라는 뜻이 됩니다. '동일하게 서 있는 상태'가 밸런스를 이루는 삶의 길이라는 것입니다. 무엇과 동일하게 서 있는가? 바로 골고다의 예수 그리스도처럼 서 있는 상태라는

바디 바이블

것입니다.

예수님의 십자가 좌우에는 두 명의 강도들이 서 있었습니다. 한 강도는 예수님 옆에 서 있었으나, 예수님과 동일하게 서 있지 않았습니다. 다른 강도 한 명만 예수님과 똑같이 서 있었습니다. 예수님의 의로운 십자가 안에 자기의 죽음을 함께 매달았습니다. 그리스도와 함께 십자가에 서 있었던 것입니다.

예수님의 십자가가 하나님과 화목을 이루는 밸런스이며, 나와 이웃이 화목하게 되는 밸런스입니다. 십자가는 위에 계신 분과 아래에 있는 우리를 이어 주는 밸런스이자 이쪽에 있는 '원수'와 저쪽에 있는 '원수'를 이어 주는 밸런스입니다. 예수님처럼 나도 나의 십자가를 동일하게 세우는 자가 될 때, 우리의 삶과 영혼이 밸런스를 가지게 되는 것입니다.

밸런스의 원리로
살아가는 길

"항상 기뻐하라 쉬지말고 기도하라 범사에 감사하라 이것이 그리스도 예수 안에서 너희를 향하신 하나님의 뜻이니라"

데살로니가 전서 5:16-17

의과 대학에 들어가면 공부를 하는 단계가 있습니다. 그것이 해부학, 생리학, 병리학과 약리학입니다.

해부학이란 건강한 사람의 몸의 형태가 어떤 건지를 관찰하는 학문이라 할 수 있습니다. 생리학이란 그 건강한 사람의 몸이 어떻게 작동하고 있는지 원리를 연구하는 학문이라 할 수 있습니다. 병리학은 병든 사람의 몸의 형태가 뭔지, 어떤 과정으로 질병이 생긴 것인지를 연구하는 학문입니다. 그리고 약리학은 그 병든 사람을 본래의 건강한 몸으로 회복시키는 치유의 학문이라 할 수 있습니다.

이 네 개의 학문을 관통하는 하나의 이치가 있다면, 그것이 바로 밸런스입니다. '호메오스타시스', 즉 '항상성'이라고 하는 밸런스 말입니다. 몸과 마음의 밸런스, 신체의 밸런스, 아는 것과 행하는 것의 밸런스, 믿는 것과 행하는 것의 밸런스, 그리고 우리 몸 안에 은밀하게 일어나는 신경계와 내분비계와 장기들과 호흡과 심장 박동 등 생명 현상의 전체가 밸런스를 이루어, 하나님이 주신 몸의 밸런스를 항상적으로 유지하는 것이 영과 육이 건강한 사람인 것입니다.

밸런스의 원리로 사는 인생이란, 첫째로 '겸손과 존중'입니다. 세포의 성장 과정을 보면 정상세포와 암세포에는 근본적인 차이가 있습니다. 암세포를 보면 예의도 없고, 균형도 없습니다. 무한 증식입니다. 죽으려고 하지 않습니다. 다른 세포에 대한 배려심이 손톱만큼도 없습니다. 그런데 정상세포는 균형과 예의를 갖춥니다. 다른 세포들과 의사소통을 하고 배려를 해 줍니다. 그렇게 상호 소통하면서 자라고 결국에는 죽습니다. 우리 몸의 세포 자체가 겸손과 상호 존중이라고 하는 생명 사랑의 원리를 이미 체화하고 있다는 것입니다.

우리의 인격과 삶도 마찬가지입니다. 암세포의 인격을 따르는 사람은 그 세포와 신체마저 균형을 잃어버리게 되는 것입니다. 우리 몸 안에 작동하고 있는 생명 사랑의 원리를 자신의 인격으로 삼고 사는 사람은 그 삶 자체가 정상세포의 원리를 따르고 있는 밸런스를 가진 삶이 되는 것입니다.

둘째는 '항상 기뻐하고 감사하는 삶'입니다. 상호 소통하고 배려하는 생명의 원리는 '기쁨과 감사'라고 할 수 있습니다. 우리 몸의 밸런스는 부정적이거나, 소극적이지 않습니다. 능동적이고 밝은 긍정적인 에너지 그 자체입니다. 실제로 음식을 섭취할 때, 사람의 몸 안에서 일어나는 일차적인 항체는 침에서 만들어집니다. 소위 말하는 '군침'이라고 하는 것이 음식 안에 들어 있는 세균을 멸균시키는 작동을 합니다. 그런데 군침은 배고플 때, 기쁠 때, 그리고 사랑할 때 만들어집니다.

그런데 현대인들은 배고픔을 느낄 새도 없이 밥을 먹습니다. 기쁨과 감사, 사랑 같은 좋은 에너지를 느낄 겨를도 없이 밥을 먹고 거친 숨을 내쉬면서 독기를 뿜어 댑니다. 분이 서리면 독침을 뿜어 대듯이 침을 뱉어 버립니다. 우리가 느끼는 감정의 변화가 고스란히 우리 몸 안으로 들어오는 독이 되는 것입니다.

성경은 우리에게 항상 기뻐하라고 합니다. 범사에 감사하고 서로 사랑하라고 합니다. 바로 이 원리가 밸런스의 원리입니다.

약이 되는 건강 지식 밸런스

우리 몸의 밸런스는 하나님께서 치료목적으로 주신 중요한 메커니
즘입니다. 밸런스의 메커니즘을 잘 이해하고 유지하는 것은 건강의
지름길입니다. 한의학에서도 밸런스가 깨진 것을 질병이라고 할 정
도로, 우리 몸은 스스로 밸런스를 맞춰 건강을 유지하는 것입니다.

신체 밸런스가 맞지 않게 되는 원인

요즘에 신체의 균형이 깨져서 오는 환자들을 보면 과거와는 다르게
의자에 앉아서 사무를 본다든지, 특정한 행동을 반복함으로써 몸의
한쪽을 과도하게 사용하고 반대쪽은 사용하지 않아 밸런스가 깨져
버린 경우가 많습니다. 과거에는 신체 밸런스가 깨진 것을 질병으로
생각하지 않았습니다. 그러나 현대인들에게는 많은 질병과 통증의
원인이 되고 있습니다.

가끔 병원에 가면 정상이라 하고, 잘못된 게 없다고 하는데도 환자
는 여전히 통증을 느끼는 경우들이 있습니다. 그런 경우 가장 큰 원
인은 속근육, 즉 코어 근육의 밸런스가 깨진 것일 때가 많습니다.

통증이 오는 경우-비보상적 측만증

밸런스가 맞춰져 있는 측만증을 보상적 측만증이라 하는데, 이 경우에는 큰 문제가 되지 않습니다. 밸런스가 깨져서 나타나는 측만증인 비보상적 측만증의 경우, 어깨의 높이나 골반이 위나 아래, 옆으로 경사가 지면 환자들의 장기가 뒤틀려 통증이 오고 위장 장애나 호르몬 분비 이상증상이 나타나기도 합니다. 주로 두통으로 나타나는 경우가 많고, 때로는 이명이나 어지러움증으로 나타날 수 있습니다. 시력이 약해지기도 하고, 턱관절에 통증이 오기도 합니다.

이런 경우 문제만 바라보면 치료가 되지 않고, 밸런스를 맞추는 것이 중요합니다. 과거에는 신체의 밸런스가 깨어짐으로 나타나는 현상을 질병으로 보지 않았습니다. 그러나 현재는 많은 질환으로 나타나고 있으며, 과거에는 이름조차 없었던 MIS-Movement Impairment Syndrome 라는 운동계 손상 질환으로 불리게 되었습니다.

밸런스 불균형의 해결

밸런스의 불균형을 해결하기 위해서는 평소에 알맞은 운동이 필요합니다. 대표적인 운동이 굴신 운동입니다. 무릎을 굽혔다 폈다를 반복하고, 스트레칭 같은 운동을 하면 균형이 바로잡히게 됩니다. 하루를 시작하는 아침에 운동을 하면 대단히 효과적입니다. 더불어 밤에 자기 전에도 스트레칭을 하면 하루 동안 잘못된 자세를 바로

잡아 주는 효과를 발휘합니다.

또한 눈에 띄는 곳에 거울을 두는 것이 중요합니다. 전신 거울이 좋겠지만, 상체의 반만 드러내 주는 거울을 놔두어도 전신을 다 볼 수 있습니다. 반신 거울 이상을 설치해서 스스로 발까지 봅니다. 집에 오가면서 문 옆에 설치를 하면 많은 도움이 됩니다. 반신 거울을 통해 나의 자세가 올바로 되어 있는지, 턱이 나와 있는지, 어깨가 어긋났는지, 몸의 전면과 측면을 보면서 의식하고 노력하는 것만으로도 매우 좋아질 수 있습니다. 그리고 같이 사는 식구들끼리 수시로 서로의 자세에 대해 지적을 해 주면 서로의 건강을 위해서 상당히 유용합니다.

뒷목 근막 통증 증후군

젊은 환자들 중에는 목 뒤가 아프고 두통이 있다고 하는 분들이 많이 있습니다. 심한 경우 목을 돌리지 못하고 몸 전체를 돌려야 뒤를 볼 수 있는 사람들도 있습니다. 그런 분들을 진단해 보면 목 뒤의 근육이 과도하게 긴장되어 있습니다. 목이 편하지 않으면 이런 증상들이 일어납니다. 때로는 목이 앞으로 빠져 있어서 일자목이라고도 하고, 거북목이라고도 합니다.

우리의 목에는 7개의 경추 뼈가 있습니다. 그리고 그 뼈를 붙잡고 있는 근육과 인대들이 있는데, 이곳이 과도하게 긴장하게 되는 경우

두통을 동반한 목 뒤의 통증이 일어나게 됩니다. 이 거북목의 경우는 목 디스크와는 다릅니다. 어깨나 팔로 가는 통증은 잘 동반되지 않습니다.

거북목의 경우는 대개 평소 생활에서 컴퓨터 모니터를 많이 들여다본다던지 고개를 숙여 일하는 직종에서 많이 발생하게 됩니다. 그리고 배와 허리의 근육들이 약해지고 동시에 목의 근육도 약해져 ET 같이 목이 늘어지는 경우가 되기도 합니다. 이렇게 되면 머리를 붙잡아 주는 승모근과 기립근이 긴장을 하게 됩니다. 머리를 붙잡아 줘야하기 때문에 목 뒤로 과도한 긴장이 주어지게 됩니다. 대개는 날갯죽지로부터 목과 허리로 연결되는 기립근이 힘을 받아 긴장을 하게 되어서 그쪽 근육들이 단단하게 뭉쳐 있게 됩니다. 누르면 통증이 느껴집니다. 많은 분들이 마사지를 받으러 가지만 근본 치료가 되지 않는 경우가 많습니다.

가장 좋은 치료는 병원에 오는 것입니다. 엑스레이를 찍어 본 후 목 디스크인지 아닌지를 확인하고, 또 나의 자세가 어떤지를 전문의로부터 진단 받는 것이 근본적인 치료를 하는 방법입니다.

6장

줄기세포 Stem cell 묵상

내 안에 있는 무한한 가능성,
예수 그리스도

"자녀들아 너희는 하나님께 속하였고 또 그들을 이기었나니 이는 너희 안에 계신 이가 세상에 있는 자보다 크심이라"

요한일서 4:4

몇 년 전에 TV에서 신기한 장면을 보았습니다. 충청도에서 추진한 농협 엑스포를 소개하는 프로그램이었는데, 어떤 과학자가 화분에 있는 고추 세 그루를 보여 주는 장면이었습니다. 그 과학자가 하는 말이 "여러분 고추 심으면 한 그루에 몇 개나 열리는 줄 알아요? 200개에서 300개가 열립니다. 그런데 이 고추는 1680개가 열렸습니다." 이어서 일본에서 개량한 토마토를 보여 주었습니다. 보통 토마토 나무는 20개에서 30개 정도의 열매가 맺힌다고 합니다. 그런데 과학자가 보여 준 토마토 나무에는 1260개의 열매가 맺혀 있었습니다.

"비결이 무엇입니까?"라고 묻자 과학자들이 똑같은 대답을 내어 놓았습니다. "이 나무가 가지고 있는 잠재된 가능성을 최대한 발휘할 수 있게 해줬을 뿐입니다"라고 말입니다.

『리더십@매니지먼트』라는 책에서 마커스 버밍엄은 개인의 가능성을 일깨우는 말을 합니다. '당신이 열심히 노력한다면 당신은 원하는 무엇이든지 할 수 있다. 당신이 일상에서 느끼는 자신은 실제 당신이 아니다. 그렇다. 실제 당신은 공포와 낙담에 의해 감춰져 있는 깊은 내면에 있다. 만약 그러한 공포에서 해방되고 당신 자신을 믿게 된다면 진정한 당신이 살아날 것이다. 당신의 잠재력은 폭발할 것이다. 거인이 깨어나는 것이다.'

『갈매기의 꿈』의 저자인 리차드 바크는 이런 말을 합

니다. '인간은 태어날 때 대리석과 그것을 연마하는 데 필요한 도구를 갖고 태어난다. 일생 동안 그것을 다듬지 않고 끌고 다닐 수도 있고, 자갈로 만들 수도 있으며, 혹은 하나의 멋진 조각으로 만들 수도 있다.'

저는 요즘 우리나라에서 아주 이상한 기류를 느낄 때가 많습니다. 어느 순간부터 '가능성', '희망'이란 단어가 실종되고 있습니다. 가능성보다는 팩트를 이야기하고, 희망이란 말을 하면 '희망 고문'이라고도 하고, '현실 왜곡'이라고도 합니다. 사람들을 볼 때도 가능성의 차원에서 사람을 보지 않고, 비판적인 시각을 가지고 보는 경향들이 많습니다. 그러나 무엇이 팩트이고, 무엇이 현실일까요? 바로 우리 안에 계신 이가 세상보다 크신 거인이라는 것이 우리의 현실이며 팩트입니다.

만일 통장 안에 천억이 넘는 돈이 들어있는데, 그 사실을 모르고 있다고 상상해 본다면 얼마나 어리석은 인생이 되고 말까요? 집 한 칸 장만하지 못하고, 자식을 낳고 가정을 꾸려야 하는데 한 푼도 통장에서 인출하지 못해 전전긍긍하는 인생이라면 얼마나 한심할까요?

그리스도인들은 천억보다 훨씬 더 크고 가치 있는 예수 그리스도를 소유한 사람들입니다. 내가 어떤 사람이든 내 모습 속에 드러나고 있는 '나'는 팩트가 아닙니다. 비록 보이지는 않지만 내 안에 들어와 계신 그리스도가 우리의 가능성이며 진정한 실제인 것입니다.

이보다 더 놀라운 사실이 존재할 수 있을까요? 가장 크고 위대하신 존재, 예수 그리스도가 내 안에 들어와 계신다는 것! 내 안에, 엄청난 가치, 무한한 가능성, 오병이어의 기적을 일으켜 내시고, 물 위를 걸어가시고, 죽은 자를 살려내시고, 천지 만물을 주관하시는 하나님이 바로 내 안에 들어와 있다는 겁니다. 이것보다 더 놀라운 가능성이 있을까요? 이보다 더 큰 발견이 있을까요?

살아라! 힘내라!
100조 개의 세포가 합창을 부르고 있다

"하나님이 그들에게 복을 주시며 하나님이 그들에게 이르시되 생육하고 번성하여 땅에 충만하라 바다의 물고기와 하늘의 새와 땅에 움직이는 모든 생물을 다스리라 하시니라"

창세기 1:28

우리가 잘 아는 철학자 소크라테스는 인류에게 영원한 물음 하나를 던졌습니다. '너 자신을 알라'는 말입니다. '나' 자신을 아는 것이 철학의 궁극적인 목적이라는 뜻입니다. 저는 '나' 자신을 이해하는 두 개의 지평이 있다고 생각합니다.

하나는 우주로 나가서 나를 보는 지평입니다. 과학자들에 의하면 우주에는 천억 개의 은하계가 있다고 합니다. 그리고 그 천억 개의 은하계 중에서 우리가 속한 은하계에만 이천억 개의 별들이 있다고 합니다. 보통 은하계에 천

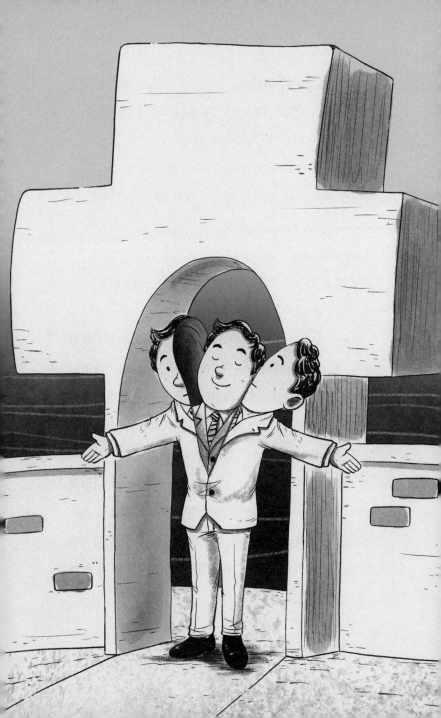

억 개의 별들이 있다고 한다면, 우주에 있는 별들은 천억 개의 은하계가 각각 천억 개의 별들을 가지고 있는 셈입니다. 수로 따지자면, 100,000,000,000,000,000,000,000 개의 별들이 있는 셈입니다. 10의 22제곱입니다. 그 많은 별들 중에 우리 지구가 있는 것이고, 그 지구 안에 80억 명의 사람들이 있습니다. 그리고 그 80억 명 중에서 바로 '나'라고 하는 한 인간이 있는 것입니다. '나'라고 하는 존재를 우주적인 차원에서 본다면 얼마나 미흡하고 작은 존재일까요?

다른 관점에서 '나'라는 존재를 내 몸으로 들어가서 보는 지평이 있습니다. 우리의 몸은 60조에서 100조 개의 세포로 이루어져 있습니다. 그 세포 하나하나마다 핵을 가지고 있고, 세포질과 미토콘드리아, 리보솜 등을 가지고 있습니다. 그리고 핵 안에만 DNA가 들어 있는데 세포 한 개의 DNA를 다 펼쳤을 때 2미터에 달한다고 합니다. 100조 개에 있는 DNA를 다 펼친다면 그 길이는 우리가 상상을 할 수 없을 정도일 것입니다. 그리고 그 작은 세포 하나마다 30억 개의 염기쌍들이 존재하는데, 그

염기는 다시 수많은 원소들을 포함하고 있어서, 세포 하나가 100조 개의 원소들을 가지고 있습니다. 100조 개의 세포와 100조 개의 원소들을 곱한다면, 10의 28제곱이 됩니다. 우주 안에 들어 있는 그 수많은 별들보다 훨씬 더 많은 세계를 내 몸이 가지고 있다는 것입니다.

원소 역시 양성자와 중성자, 전자로 쪼개지고, 그 안의 쿼크까지 분해된다고 한다면, 인간의 몸이란 실로 어마어마한 경이로움의 복합체라 하지 않을 수가 없습니다. 그 수많은 복합체들이 유기적으로 신묘막측하게 결합하여, '나'라고 하는 '생명'을 이루고 있습니다. 100조 개의 세포들이 바로 '나'를 이루어 합창을 하고 있습니다.

하나님은 이를 두고서 "생육하고 번성하라 땅에 충만하라, 정복하라, 다스리라"고 하셨습니다. 이 기묘한 세포들이 바로 그 노래를 부르고 있는 것입니다.

우리가 왜 살아갈까요? 죽지 못해서 사는 것일까요? 꼭 무슨 이유와 목적이 있어야만 살아가는 것일까요? 목적이 있어야만 살아가는 것은 아닙니다. 목적보다 더 큰 명령이 우리 안에 노래를 부르고 있고, 100조 개의 세포가 합창을 부르며 '살아라, 살아라!' 격려하고 있기 때문에 우리는 살아가는 것입니다.

"살아라. 생육하라. 번성하라." 우리 안에서 하나님의 명령이 힘차게 울려 퍼지고 있는 것입니다.

한 번 태어난 것은
한 번 더 태어나기 위한 것이다

"예수께서 대답하여 이르시되 진실로 진실로 네게 이르노니 사람이 거듭나지 아니하면 하나님의 나라를 볼 수 없느니라"

요한복음 3:3

우리 몸의 100조 개의 세포들 간에 더 중요하고, 덜 중요한 서열이 존재할까요? 모든 세포들은 다 중요합니다. 각각 자기가 속한 몸의 영역에서 자기의 사명을 다하고 있기 때문입니다. 피부 세포, 심장에 있는 세포, 핏속에 있는 적혈구, 백혈구 등 그 어느 것 하나 소중하지 않은 세포는 없습니다.

머리가 손을 나무랄 수 없고, 발이 손을 향해 내가 더 소중하고 너는 하찮다 말할 수가 없듯 우리 몸은 다 중요합니다. 그러나 한 번 더 생각해 보면 그렇지 않을 수도 있습니다. 불의의 사고로 팔이 하나 잘려도 우린 살 수 있습니다. 손가락 하나가 없든, 한쪽 다리가 없어져도 불편하긴 하지만 생명에는 지장이 없습니다. 그러나 만일 심장이나 머리에 총을 맞으면 더 이상 살 수가 없습니다. 우리의 생명을 유지하는 역할에서는 더 중요한 부분들이 있을 수 있다는 겁니다.

이 우열의 세계는 세포에도 적용됩니다. 우리 몸의 세포는 1년 동안 98퍼센트가 새롭게 바뀐다고 합니다. 부러졌던 손톱이 다시 자라고 상처 난 피부에 새살이 돋아나는 것도 세포의 자기 분열과 재생능력을 보여주는 것입니다. 이렇게 세포는 죽고 다시 태어나기를 일생 동안 반복합니다. 예수님께서 '거듭나야 영생을 볼 수 있다'고 하셨는데, 이미 우리 몸이 거듭남을 일상으로 반복하고 있는 것입니다. "인간은 다시 태어나야 살 수 있다"는 하나님의 말씀이 태초부터 우리 몸 안에 작동하고 있습니다. 우리의 세포는 거듭남이 생명이라는 것을 이미 알고 매일매일 거듭남을 실행하고 있다는 것입니다.

우리의 몸에서는 매일매일 1000억 개 이상의 세포가 살고 죽고를 반복하고 있습니다. 그렇다면 이 끝없는 거듭남을 가능하게 하는 열쇠는 무엇일까요? 그 비밀의 열쇠가 바로 '줄기세포'입니다. 하나님은 우리 몸을 끊임없이 재생시키고 새로 살아갈 수 있도록 우리 몸 안에 아주 특별한 세포, '줄기세포'를 주셨습니다. 우리 몸에서 상처난 피부가 재생되고, 부러진 손톱이 다시 자라고, 스스로 손상된 부위가 자연 치유되게 하는 능력을 가진 세포가 줄기세포입니다.

그러면 우리는 한번 생각해 봐야 합니다. 우리의 몸이 줄기세포로 인해 매일매일 거듭나고 있고, 거듭남의 일상으로 우리가 살아가는 것이라면, 거듭남은 우리가 부인할 수 없는 절대적인 명령입니다.

한 번 태어나면 인생이고, 거듭나면 영생입니다. 닭

의 알이 한 번 태어난 것은 병아리로 한 번 더 태어나기
위함인 것과 같이, 우리의 인생도 한 번 더 태어나 하나
님의 자녀가 되기 위한 과정인 것입니다.

줄기세포!
GOD CURE, WE CARE!

"내 이름을 경외하는 너희에게는 공의로운 해가 떠
올라서 치료하는 광선을 비추시리니 너희가 나가서
외양간에서 나온 송아지같이 뛰리라"

말라기 4:2

줄기세포를 '스템 셀Stem Cell'이라고 합니다. 'Stem'은
줄기라는 뜻이며, 본래 의미는 '기원하다'입니다. 그리고
'Cell'은 '작은 방'을 의미합니다. 그러니까 줄기세포란 '기
원을 생기게 하는 작은 방', '생명을 낳는 근원적인 작은
방'이라는 뜻입니다. 즉 우리의 몸에는 생명을 만들어 내

바디 바이블

고 있는 작은 방, 줄기세포가 있다는 것입니다.

우리 몸은 세포 하나에서부터 시작합니다. 정자라고 하는 세포 하나가 부모를 떠나 난자와 연합을 하고 그다음 둘이 하나가 됩니다. 마치 창세기 2장의 "이러므로 남자가 부모를 떠나 그의 아내와 합하여 둘이 한 몸을 이룰지로다"라는 말씀의 원리가 우리 몸에 동일하게 작용하고 있는 것입니다. 그렇게 남자의 정자와 여자의 난자가 하나의 몸, 수정란이 되면 이 수정란에서 배아 줄기세포가 생기는데, 바로 이 배아 줄기세포가 우리의 뼈와 혈액, 심장과 근육, 몸의 장기들을 만들어내는 전능 세포가 됩니다. 그러니까 배아 줄기세포가 우리 몸의 모든 부분을 만들어 내는 근원, '작은 방'이 되는 것입니다.

그런데 이 전능한 배아 줄기세포는 영원히 활동하지 않습니다. 왜냐하면 이 배아 줄기세포가 활동하기를 멈추지 않는다면 우리 인간은 영원히 자기를 복제하며 영원히 살 수 있는 이기적인 생명이 되기 때문입니다.

또 이 세포는 영원할 수 있기에 죽어야 합니다. 만일

여전히 살아 움직인다면 이 세포는 자기만 아는 세포가 될 가능성이 높습니다. 기형인 암세포를 형성하게 되고, 너무나 교만해서 면역 자체를 거부하는 반응을 보일 수 있습니다. 게다가 인간으로 하여금 복제 인간을 만들어서 영원히 살고자하는 욕망을 부추길 수 있습니다.

배아 줄기세포는 자기의 활동을 마친 후에 사람의 몸에 '성체 줄기세포'로 존재하게 됩니다. 성체 줄기세포는 배아 줄기세포가 이기성과 교만을 내려놓고 우리 안에 겸손하게 존재하는 줄기세포입니다. 성체 줄기세포는 생명 윤리적인 문제를 야기하지도 않으면서, 배아 줄기세포가 가진 가능성의 일부를 가지고 있습니다.

성체 줄기세포는 세 가지 특징을 가지고 있습니다. 자기 복제능력과 다분화 능력, 그리고 호밍효과입니다. 자기와 동일한 형태와 능력을 가진 다른 줄기세포를 만들 수 있고, 인체에 필요한 다른 조직으로 변화될 수 있다는 것입니다. 그리고 줄기세포를 투여할 시 손상된 부위를 스스로 찾아갈 수 있다는 것입니다. 한마디로 줄기세포는 우리의 몸 구석구석을 치료하는 젊은 치유자라고 할 수 있습니다.

저는 의사이지만, 인간을 치료하는 가장 뛰어난 의사는 우리 몸 안에 있다고 확신합니다. 아무리 뛰어난 의사라 하더라도, 하나님께서 우리 안에 주신 자연 치유력을 넘어설 수 없습니다. '갓 큐어, 위 케어!GOD CURE, WE CARE!' 의사로서 저의 철학입니다. '하나님께서 치료하시고, 의사는 돌볼 뿐이다!'

우리 몸 안에 우리의 생명을 만들어 내는 근원적인 방이 있습니다. 저는 그 방이 우리 몸의 지성소라고 생각합니다. 예수 그리스도의 생명력이 제단을 타고 흘러 우리 몸 곳곳으로 흐르게 하는 방, 그 거룩한 방이 우리 몸의 줄기세포이며 하나님이 우리에게 주신 치유의 지성소입니다. 우리가 하나님을 경외하는 마음으로 바깥에 집중하던 우리의 시선을 우리의 내면으로 거두어들이고, 우리 몸 안에서 일어나는 신비에 귀를 기울인다면, 공의로운 해가 떠오르게 될 것입니다. 예수 그리스도라고 하는 치유의 광선을 우리에게 비추실 것입니다.

생명이란
무엇인가?

"영생은 곧 유일하신 참 하나님과 그가 보내신 자
예수 그리스도를 아는 것이니이다"

요한복음 17:3

20세기부터 시작된 인간 지놈 프로젝트는 인간의
DNA를 분석하고 해석해 냈습니다. 그 이전까지는 자식
에게 유전자를 넘겨주는 것은 부모의 몫이었습니다. 그러
나 부모라고 해도 자식의 유전자를 결정해 주지는 못했으
며, 자식도 부모의 유전자를 선택할 수 없었습니다. 그저
부모가 가진 유전자의 스펙트럼 안에서 주어지는 것이었
습니다.

그러나 유전공학으로 인한 인간 지놈 프로젝트의 완
성은 인간의 DNA를 조작하고 간섭할 수 있는 새로운 장
을 열어 놓았습니다. 정자와 난자의 단계뿐만 아니라, 수
정란과 태아, 그리고 인간의 인생 전 단계에서 조작하고

간섭할 수 있는 장이 열리게 된 것입니다.

이에 따른 사회 윤리적인 우려가 높아지는 것은 당연합니다. 결혼을 앞둔 연인 사이에서 필수 요구사항이 유전자 진단서가 될 수 있게 되었고, 내가 가진 유전자 정보가 내 인생에 있어 정해진 운명처럼 인식될 수 있게 되었습니다. 유전자 정보로 인한 운명 결정론, 맞춤형 인간의 등장, 좋은 DNA를 가진 정자와 난자의 매매, 인간의 가치를 DNA로 결정하는 차별에 대한 우려가 유전자 치료술을 통해 제기되고 있는 것입니다.

유전자 치료술과 줄기세포 치료술의 만남은 아마도 성체 줄기세포에 대한 유전자 조작으로 이뤄질 것이 분명합니다. 그 결과 성체 줄기세포가 가진 한계를 유전자 치료술이 보완할 것이고, 인류는 끊임없는 생명의 재생을 꿈꿀 것입니다.

우리나라의 경우 2004년 배아 줄기세포를 연구한 국내 교수가 세계적으로 알려지는 일이 있었습니다. 그때 우리나라가 줄기세포 분야에서 세계 최고가 될 것이란 기대감이 온 나라를 들썩이게 했습니다. 이제 곧 인간 복제의 실현은 물론, 모든 질병을 치료할 수 있는 시대가 올 것이라고 많은 국민이 믿었습니다. 저는 1990년대 미국 피츠버그대에서 닥터 후 박사와 함께 줄기세포를 연구한 적이 있습니다. 하지만, 제 관점에서 배아 줄기세포를 통한 인간 복제는 절대로 불가한 것이었습니다. 배아 줄기세포를 통한 인간 복제는 생명 윤리를 거스르는 인간의 교만이며, 하나님의 창조 질서를 깨뜨리는 불신앙이라고 생각했기 때문입니다. 그 당시 CTS방송에 나가 "절대 안 됩니다. 하나님께서 허락하지 않으시는 일입니다"라고 열변을 토하기도 했습니다.

오늘날 우리는 '생명이란 무엇인가?'에 대한 아주 긴급하고 중요한 문제제기 앞에 서 있습니다. 생명이란 무엇일까요? 움직이는 것이 생명일까요? 코로 숨을 쉬고 밥을 먹고 움직이면 생명일까요? 그렇다면 과학은 생명을 창조했다고 이야기할 것입니다. 복제 양을 만들고 복제 원숭이를 만들어 낸 과학은 인간을 만들어 내는 것쯤은 법적인 문제, 도덕적인 문제일 뿐이지, 그 제도만 열어 놓으면 얼마든지 할 수 있다고 소리칠 것입니다. 그러나 성경은 우리가 가진 생명의 개념을 깨뜨립니다. 그렇게 과학이 만들어 내는 생물을 생명이라고 이야기하지 않는다는 것입니다.

성경은 생명을 기는 것들이라 하고, 육축이나 짐승이라고 묘사합니다. 또한 죽었으나 살아있고 살았으나 실상은 죽은 거라고 이야기합니다. 예수님은 부모님을 장사 지내고 따르겠다는 제자를 향해 '죽은 자들로 죽은 자를 장사하게 하라'고 하십니다. 예수님은 '하나님은 아브라함의 하나님, 이삭의 하나님, 야곱의 하나님, 산자의 하나님이지 죽은 자의 하나님이 아니'라고 하십니다. 하나님 앞에서 죽은 자들은 죽었어도 살아 있는 거라고 말씀하십니다.

그렇다면 생명이란 무엇일까요? 생명이란 하나님께서 아담의 코에 불어넣으신 '호흡'입니다. 그 호흡은 하나님과 그 아들 예수 그리스도를 증명하는 말씀입니다. 하나님의 영원한 호흡이신 예수 그리스도가 우리 안에 계시는 것이 진정한 생명인 것입니다.

줄기세포는 성육신 하신
예수 그리스도를 보여 주는 예표이다

"그는 근본 하나님의 본체시나 하나님과 동등됨을
취할 것으로 여기지 아니하시고 오히려 자기를 비
워 종의 형체를 가지사 사람들과 같이 되셨고 사람
의 모양으로 나타나사 자기를 낮추시고 죽기까지
복종하셨으니 곧 십자가에 죽으심이라"

빌립보서 2:6-8

유발 하라리의 『호모 데우스』라는 책을 보면, 가까운
미래에 인간은 인류의 문제인 굶주림과 질병, 그리고 전
쟁의 문제를 해결하게 될 것이고, 그 다음 인류는 '호모 데
우스' 신이 되려고 할 것이라고 예측하였습니다.

그의 예측은 실제로 그 전망과 크게 빗나가지 않을
것이라 생각합니다. 유전자 치료술과 줄기세포의 통합
은 인간으로 하여금 수정의 단계에서부터 최고의 유전
자를 추구하게 만들 것이고, 전능세포인 배아 세포를 셀

뱅킹해서 보관할 것입니다. 그리고 이후 펼쳐질지 모르는 질병이나 사고에 대비하여 자신의 장기와 신체를 만들어 보관하고, 문제가 생길 때마다 바꿔 가며 영생을 추구해 나갈 수도 있습니다.

그러나 과연 인간의 바람대로, 영생의 세계가 우리가 사는 이 세상에서 실현될 수 있을까요? 저는 여기에 신앙과 불신앙의 차이, 바벨탑과 하나님의 나라라고 하는 이데올로기가 충돌하고 있다고 생각합니다. 인간의 힘으로 만들려고 하는 영원성과 하나님께서 하나님의 은혜로 우리에게 주시려는 영원한 세계, 이 두 개의 이데올로기가 우리 시대에 대립하고 있다는 것입니다. '인간의 조작과 인간의 간섭' 대 '하나님의 조작과 하나님의 간섭'. 무엇이 인간을 영생에 도달하게 할까요? 과학인가요, 하나님의 은혜인가요?

저는 그 해답을 줄기세포의 원리에서 찾아보게 됩니다. 줄기세포의 원리란 한마디로 성육신의 원리라 할 수 있습니다. 배아 줄기세포는 전지전능합니다. 그러나 전지전능한 배아 줄기세포는 스스로를 낮추고 비하하여 우리 몸의 성체 줄기세포로 성육신하였습니다. 그리고 그 낮아진 성체 줄기세포 안에서 우리의 몸이 생명으로 거듭나며, 재생되는 것입니다. 마치 전지전능하신 그리스도께서 육체와 한계 안에 예수로 오셔서, 그 예수 안에서 영생을 얻게 하는 것 같은 장면을 줄기세포가 보여주고 있다는 것입니다.

저는 우리 몸에서 이뤄지는 이 원리가 하나님의 말씀이라고 생각합니다. 그렇기 때문에 그 말씀에 담고 있는 하나님의 마음을 봐야 합니다. 줄기세포의 성육신을 통한 말씀은 인간으로 하여금 유전자를 조작하고, 줄기세포를 극대화하여 영생하라는 메시지가 아닙니다. 하나님은 모든 인간 안에 넣어 두신 줄기세포를 통해, 성육신 하신 예수 그리스도가 우리의 구원임을 말씀하시는 것입니다.

우리 몸 안에 성육신으로 남아 있는 성체 줄기세포는 우리에게 영원한 생명을 안겨다 줄 수 없습니다. 줄기세포는 예수 그리스도를 보여 주는 그림자, 우리 몸 안에서 예수 그리스도를 가리키고 있는 손가락일 뿐입니다. 예수 그리스도 안에 모든 인간을 치유하고 구원하시겠다는 하나님의 마음을 보라는 것이, 줄기세포의 메시지인 것입니다.

약이 되는 건강 지식 **줄기세포**

사람이 오래 산다는 것은 줄기세포가 건강하게 활동하고 있다는 뜻이 됩니다. 그런 점에서 969세를 살았던 성경 속의 므두셀라야말로 가장 건강한 관절을 가진 사람이라 할 수 있습니다. 우스갯소리로 말하자면 므두셀라야말로 천년 가까운 기간 동안 줄기세포를 잘 간직하고 있었다는 이야기가 됩니다.

그만큼 줄기세포가 우리의 생명과 건강에 핵심적인 역할을 하고 있습니다.

줄기세포의 종류와 기능

줄기세포는 크게 두 가지로 나뉘어서, 조혈모 세포와 중간엽 줄기세포로 존재하게 됩니다.

조혈모 세포는 골수 속에 들어가 있습니다. 골수는 우리 몸 중에 골반에 가장 많이 존재하고, 특히 장골에 많이 분포합니다. 조혈모 세포는 우리 몸에서 가장 중요한 혈액에 필요한 세포들을 만들어 내는 줄기세포입니다.

중간엽 줄기세포는 근육에 많이 있고, 혈관 부위와 지방에 많이 들어가 있습니다. 중간엽 줄기세포는 태생적 목적이 우리 몸에 장기를 보수하기 위해서 있는 것입니다.

줄기세포 중에는 골막 줄기세포라는 특이한 세포가 있습니다. 이 세포는 뼈에 존재하면서 뼈를 튼튼하게 만드는 역할을 수행합니다. 이 덕분에 100세가 넘는 어른도 골절은 쉽게 일어나지만 결국 다시 붙어 치유됩니다. 골막 줄기세포가 활발하게 남아서 활동하기 때문입니다. 태어나기 전에 입력된 줄기세포의 메커니즘이 어린아이처럼 잘 작동한다는 반증입니다.

줄기세포를 건강하게 간직하는 법

줄기세포를 잘 간직하기 위해서는 몸의 환경을 잘 갖춰야 합니다. 우리 몸 안에 들어오는 음식을 지혜롭게 섭취해야 하고, 가려 먹지 않아야 합니다. 과도한 편식을 하게 되면 우리 몸에 중금속이 들어오게 되고, 줄기세포를 만드는 데 방해가 됩니다. 또 패스트푸드보다는 슬로우푸드를 먹는 게 좋습니다.

패스트푸드는 기름기가 많고, 소화과정에서 우리 몸을 교란시킵니다. 그렇게 되면 몸이 피곤해지고, 줄기세포의 건강에도 좋지 않습니다. 영양소를 골고루 섭취하고 좋은 음식을 먹으면, 우리의 몸은 문제가 생긴 곳을 치유할 수 있는 여유가 생겨 많은 줄기세포를 만들어 낼 수 있습니다.

가장 중요한 것은 우리의 마음가짐입니다. 스트레스를 많이 받으면, 자기 몸을 공격하는 자가면역질환이 생길 수 있는데, 그 대표적인 예가 류마티스 관절염, 아토피나 알러지입니다. 건강한 마음, 기쁘고 감사하는 마음을 가지면 엔도르핀이 만들어지고, 모든 세포들 사이에 서로 건강한 관계성을 회복시켜 주게 됩니다. 마음이 건강하면 우리의 몸은 건강한 줄기세포를 만들어 내서 피부가 좋아지고, 혈관이 건강해집니다. 뇌, 심장, 콩팥이 기능이 좋아집니다. 긍정적인 마음이 줄기세포의 활동을 왕성하게 해 주는 조건이 됩니다.

줄기세포 치료

최근 줄기세포 치료에 대한 관심이 높아지고 있습니다. 하나님이 주신 큰 은혜, 줄기세포를 잘 사용하는 것은 중요한 일입니다. 때로는 몸이 힘들고 아플 때, 은혜의 산물인 줄기세포를 꺼내서 필요한 곳에 사용하면 회복에 효과가 있습니다.

예를 들어서 관절이나 간, 신경세포가 망가졌을 때, 줄기세포를 꺼내 아픈 부위에 옮겨 심게 되는 경우, 회복되는 경우들을 많이 보게 됩니다. 그래서 필요한 경우에는 줄기세포를 정확하게 잘 진료하는 의사와 상담하여 치료하는 것이 좋습니다.

그러나 무조건 과신하거나 맹신해서 모든 곳에 사용하려고 하는 욕심은 도움이 되지 않습니다. 요즘들어 건강한 분들도 줄기세포 주사를 맞으려고 하는데, 이것은 더 건강해지려고 하는 욕심일 뿐, 그리 큰 효능을 기대하기 어렵습니다.

하나님은 이미 줄기세포의 성격 안에 우리의 약한 곳을 찾아가 치료하는 기능을 주셨습니다. 이를 호밍Homing효과라 합니다. 줄기세포가 자기의 원래 위치에서 벗어나서 다른 곳으로 찾아가 치료합니다. 집을 찾아간다는 뜻입니다. 우리가 어려움에 처할 때마다 세포들이 찾아가서 우리 몸을 어루만지고 돕습니다. 이런 은혜를 하나님께서 베풀어 주시고 있는 것입니다.

7장

척추 Vertebra 묵상

우뚝 서 있는 십자가가
인류의 기둥이다

"그들이 예수를 맡으매 예수께서 자기의 십자가를
지시고 해골(히브리말로 골고다)이라 하는 곳에 나
가시니 그들이 거기서 예수를 십자가에 못 박을새"

요한복음 19:17-18

가난한 집안에서 태어난 두 형제가 있었습니다. 같
은 환경에서 성장했지만 두 형제는 전혀 다른 인생이 됩
니다. 형은 자포자기 인생으로 살다가 비렁뱅이가 되
고, 동생은 열심히 공부해서 유명한 교수가 됩니다. '어
찌 이렇게 다를 수 있을까?' 한 기자가 이 문제에 대해 연
구하다가 특이한 것을 하나 발견합니다. 형제가 자란 집

에 조그만 액자가 하나 걸려 있었던 겁니다. 두 형제는 그 액자 속에 적힌 글을 보면서 자랐습니다. 그 액자에는 'Dream is nowhere─꿈은 어느 곳에도 없다'고 적혀 있었습니다. '세상에. 꿈이 없다니 어떻게 이런 글귀를 집안에 걸어둔단 말인가!'

기자는 형제에게 그 액자가 기억나느냐고 묻자 비렁뱅이 형이 대답합니다. "있었죠. 20년 넘게 우리 집에 있던 액자인데 제가 어찌 잊겠습니까? 그 액자에는 'Dream is nowhere─꿈은 어느 곳에도 없다'는 글이 쓰여 있었지요. 저는 그것을 보며 늘 생각했습니다. 내게는 어떤 희망도 없다는 것을."

그러나 대학교수로 성공을 한 동생은 미소를 머금더니 이렇게 대답합니다. "기억이 나네요. 띄어쓰기가 잘못됐던 액자가 있었습니다. 원래는 'Dream is now here─꿈은 바로 지금 여기에 있다'인데 잘 못 쓰인 액자였습니다. 저는 그 글을 보면서 그래 꿈은 여기에 있으니 반드시 이루겠다고 결심했고 열심히 살아서 오늘의 제가 되었습니다."

"인생을 결정하는 것은 태도의 문제"라는 말이 있습니다. '객관적 사실이 무엇인가?'보다 그 사실을 바라보는 태도가 우리의 인생을 결정하는 더 중요한 요소라는 뜻입니다. 최근 우리나라를 '헬조선'이라 칭하는 것이 유행이 되어 버렸습니다. 저는 이 이야기를 들을 때마다 과연 대한민국의 현실이 부정적이 된 것인가, 아니면 태도가 부정적으로 된 것인가를 생각해 보게 됩니다. 과연 정말 대한민국은 과거보다 더 살기 어려운 '헬조선'이 된 것일까요? 아니면 객관적 사실을 더 비참하게 받아들이고 싶어 하는 부정적 태도가 확산된 것일까요?

'허리가 휠 정도로 힘들다', '등골이 빠지겠다', '직장도 연애도 결혼도 다 포기하겠다', '이번 생애는 잘못 태어난 것 같다'는 절망과 비관의 언어들이 구호처럼 난무하는 시대가 되었습니다. 이런 상황 속에서 '긍정적인 태도'를 가지라는 말은 희망 고문처럼 들릴 수도 있습니다.

척추 질환은 대부분이 태도에서 옵니다. 삶이 무거워서 라기보다는 잘못된 자세 때문에 옵니다. 하나님은

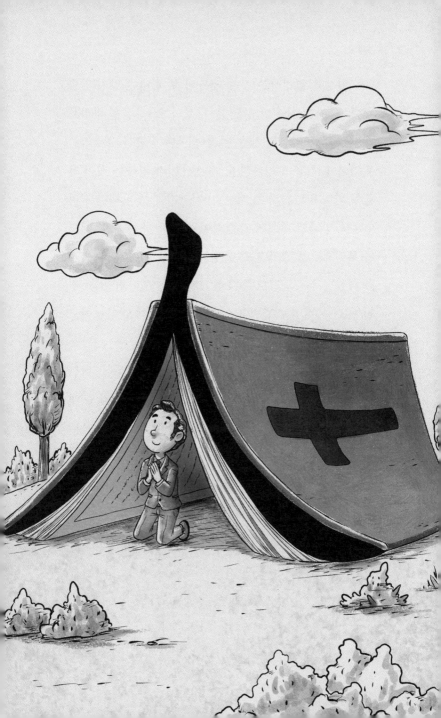

우리의 척추를 수평이 아닌 수직의 구조로 만들어 주셨습니다. 척추는 땅을 향해 누워있는 모습이 아니라, 하늘을 향해 우뚝 서 있는 형상입니다. 오직 인간의 척추만이 기둥처럼 세워져 있습니다.

척추가 곧 하나님의 말씀입니다. 왜 내가 사는 이 나라가 지옥인 것 같고, 왜 인생을 포기하고 싶은 걸까요? 하늘을 향해 서 있어야 할 척추가 땅을 향해 굽어 버렸기 때문입니다. 척추처럼 위를 지향해야 할 우리의 삶과 생각이 구부러지고, 가치관과 태도가 구부러졌기에 절망과 포기의 탄식을 늘어놓는 것입니다.

십자가는 모든 인류를 떠받치고 있는 척추입니다. 십자가가 세상의 모든 짐을 감당할 수 있는 이유는 똑바로 서 있기 때문입니다. 절망과 포기와 슬픔의 궁극인 골고다라는 팩트보다 더 강력한 것이 똑바로 서 있는 십자가이듯이, 우리는 십자가의 올곧음을 통해서 삶의 태도를 배워야 합니다. 내 마음이 꺾이지 않으면 아무도 우리의 의지를 꺾을 수 없습니다.

인류의 기둥인 십자가를 바라봅니다. 한없는 죄와

어둠의 무게가 짓누르고 있어도 영원히 우뚝 서 있는 십자가! 변함없이 사랑하리라는 하나님의 영원한 의지! 그 십자가가 우리 인생의 척추입니다. 그 십자가를 바라보는 한 우리는 희망의 의지를 가지고 일어설 수 있는 것입니다.

척추를 결정하는 것은
세계관이다

"그 아이의 손을 잡고 이르시되 달리다굼 하시니 번역하면 곧 내가 네게 말하노니 소녀야 일어나라 하심이라"

마가복음 5:41

척추의 질환을 진단할 때 물어보는 몇 가지 질문들이 있습니다. "허리가 좌우로 휘거나, 등이 굽지 않으셨나요? 앉았다가 일어날 때 허리 쪽에 통증이 생기지 않습니까? 골반이나 무릎 뒤가 저리지 않습니까? 앉아 있으면 통증이 없는데 서거나 걸으면 아프지 않습니까? 혹시 신경이 마비되는 느낌이나 감각이 떨어지지 않습니까? 허리의 통증이 2개월 이상 지속되지 않습니까? 조금만 무리를 해도 허리에 이상이 생기지 않습니까? 허리 근육의 통증이 반복되거나 지속되지 않습니까?"와 같은 질문들입니다. 만일 이 중에 하나라도 해당이 된다면 척추 질환 여부를 의심해 봐야 합니다.

안타까운 것은 우리나라 사람들이 점점 더 척추로 인한 고통에 시달리고 있다는 것입니다. 최근 들어 우리나라에서 척추 수술하는 건수가 50퍼센트 가까이 많아지고 있습니다. 지금 당장 아프지 않더라도 작은 스트레스를 받거나 조금만 무리하면 통증을 느끼는 잠재된 환자들이 대한민국 인구의 30퍼센트 정도로 추산되고 있습니다. 척추로 인한 다양한 손상이 나이를 가리지 않는 시대가 된 것입니다.

나이 어린 초등학생 중 척추 측만증이나 후만증을 앓는 아이들이 10퍼센트나 됩니다. 중학생이나 고등학생들 중에서도 허리디스크 환자를 흔하게 보게 됩니다. 한창 뛰어 놀고 공부해야 할 나이의 청소년들이 척추가 휘어 바로 서지도 앉지도 못합니다. 제가 아는 젊은 목사님 중에는 디스크로 인한 고통 때문에 허리를 펴지 못해서 삐딱하게 서서 설교하는 분도 있습니다.

우리 국민들의 80퍼센트 이상이 척추 질환으로 일생 동안 한 번 이상 극심한 통증을 겪는다고 합니다. 50세를 전후로 가장 많이 겪는 질환이 감기 다음으로 척추 질환입니다. 건강보험심사평가원에서 발표한 우리나라의 척추 질환에 대한 보고에 의하면 2000년대에 비해 2010년대에 척추 질환 환자들이 2배 가까이 늘어났습니다. 우리나라에서 한 해에 1500만 건의 척추 진료가 이뤄지고 있습니다. 한마디로 허리를 펴지 못하는 나라가 되어 가고 있는 것입니다.

'대한민국 건강수명 산출 보고서'에 따르면 현재 우리나라의 평균 수명은 81세입니다. 2030년이 되면 90세가 될 것으로 전망하고 있습니다. 적어도 현재 70세 이상인 노인들부터는 90세 정도를 사는 나라가 된다는 것입니다. 그런데 평균 수명보다 더 중요한 것이 있습니다. 그것이 바로 건강수명입니다. 현재 우리나라의 건강수명은 70세 정도입니다. 보통의 경우 70세를 넘어서부터는 건강하지 못하다는 이야기입니다. 그 건강수명을 가장 위협하는 노인 질환이 바로 척추입니다. 실례로 노인들이 넘어져서 다치는 낙상이 사망원인의 2위를 차지하고 있는 상황입니다.

100세를 사는 시대가 열리게 되었지만, 중요한 것은 '어떻게 100세를 살아갈 것인가'의 문제입니다. 정형외과 의사의 관점으로 보자면 척추 질환은 인간의 신체 구조가 직립보행이라는 것과 대치되는 잘못된 생활 자세 때문에 생기는 질병입니다. 그러나 근본적인 신앙의 눈으로 보면 그 이상의 의미가 있음을 보게 됩니다.

척추를 구조적으로 보자면 완만한 S곡선입니다. 이 완만한 S곡선은 머리를 바로 세우고 어깨를 펴고 허리를 쭈욱 펴고 서 있을 때 정상적으로 나타나는 모습입니다.

예수님은 야이로의 딸을 살리시는 이야기에서 "아이야, 일어나라"고 하십니다. 넘어져 있는 이스라엘, 굽어져서 쓰러져 있는 이스라엘을 똑바로 일으켜내는 이야기를 하십니다. 신앙의 척추가 굽어진 이스라엘이여, 똑바로 일어나라! 네 허리를 펴서 하나님을 바라보라! 즉, 굽어져 있는 상태가 죽은 소녀의 상태이며, 허리를 펴서 일어나 있는 상태가 살아있는 상태라는 것입니다.

척추의 결론은 세계관입니다. 척추는 자세와 관련이 있고, 자세는 습관과 관련이 있습니다. 그리고 습관은 태도에 영향을 받으며 결국 태도는 그가 가진 가치관과 세계관에 뿌리를 두고 있는 것입니다. 땅의 것에 집착해 시선을 아래에 두고, 코앞에 있는 현실만 바라보는 한 척추는 똑바로 서지 못하고 휘게 됩니다. 마음과 뜻을 하늘에 두고 자신에게 주어진 사명의 길을 걸어가는 인생은 척추가 펴지는 인생이며, 아등바등 작은 것에 집착하는 인생을 넘어선 영원을 바라보는 거룩한 인생인 것입니다.

'목적'과 '자기 부정'이
척추를 펴지게 한다

"누구든지 나를 따라오려거든 자기를 부인하고 자기 십자가를 지고 나를 따를 것이니라"

마태복음 16:24

척추가 변형되고 질환이 생기는 이유는 대부분 잘못된 자세 때문입니다. 그런데 인간의 '잘못된 자세'는 우연이 아닙니다. 인간의 몸은 선천적인 불균형을 어느 정도 가지고 있습니다. 우리가 사는 지구도 23.5도 기울어진 채 반시계 방향으로 돌고 있습니다. 균형이 맞지 않게 되는 것이 어쩌면 당연한 사실입니다.

태어날 때부터 완벽한 상하좌우 밸런스를 가지고 있는 사람들은 없습니다. 어린 아이들조차도 변형되지 않은 바른 자세를 취하는 것 같지만, 약간씩 균형이 어긋나 있습니다. 오른쪽 힘이 왼쪽에 비해 더 강하든지, 좌뇌나 우뇌의 비중이 다르다든지, 저마다 다른 균형 감각을 가지고 있습니다. 갓 태어나는 아기들을 봐도 그렇습니다. 엄마의 좁은 자궁벽을 밀고 나올 때에 아기의 약하고 부드러운 신체가 강한 압박을 받습니다. 턱관절이나 경추, 흉추, 요추에 변형이 일어납니다.

그리고 나이가 들수록 더 큰 변형을 야기하는 습관이 붙게 됩니다. 몸의 양쪽 중에서 더 편하게 느껴지는 쪽으로 가방을 매기도 하고, 양반다리를 하고 앉아도 습관적으로 더 편한 다리를 위로 올리고, 짝다리를 짚는 다리가 정해져 있습니다. 뒤를 돌아보더라도 돌아보는 방향이 정해져 있고, 걸을 때도 습관적으로 먼저 내딛는 발이 있습니다. 앉았다가 일어날 때에도 먼저 힘을 주는 쪽이 있습니다.

결국 사람들은 자기에게 편한 쪽으로 힘의 균형이 기울어지는 습관을 가지게 되고, 그 습관이 생활 전반에 작용을 하면서 변형이 생기게 되는 것입니다.

우리의 마음과 태도도 똑같습니다. 몸처럼 불균형을 가지고 있습니다. 선입견이나, 오개념이 생각 속에 눌

바디 바이블

어붙어 있어서 꼭 자기 편한 대로 생각하게 되고, 고정된 가치관으로 인해 늘 똑같은 방식으로 판단하게 됩니다. 그런 불균형적인 사고와 태도가 우리의 마음을 변형시키고, 우리의 인성을 변형시킵니다. 우리의 전인격을 변형시킵니다. 예수님은 제자들에게 "누구든지 나를 따라오려거든 자기를 부인하고 자기 십자가를 지고 나를 따를 것이니라"고 말씀하셨습니다. 이 말씀 안에는 '목적'과 '자기 부정'이라는 의미가 담겨 있습니다. 예수님을 따르겠다는 '목적'이 있다면, '자기를 부정하는' 필연적인 선택이 주어진다는 것입니다.

두 사람의 나그네가 눈길을 가고 있었습니다. 둘은 걷다가 내기를 하나 걸었습니다. 한 친구가 먼저 말합니다. "우리 여기서부터 저 앞까지 누가 더 똑바르게 걷는지 시합을 해 보자. 여기 눈에 발자국을 보면 누가 똑바로 걸었는지 알 수 있을 거야." 둘은 그렇게 합의를 하고 한참 길을 걸었습니다. 그리고는 두 사람이 눈에 남긴 발자국을 대조해 보았습니다. 한 사람의 발자국은 삐뚤삐뚤했습니다. 그런데 다른 친구는 일직선의 발자국을 남기고 있었습니다. 내기에 진 친구가 묻습니다. "아니 어떻게 자네는 이렇게 똑바로 길을 걸을 수 있었나?"

그러자 그 친구가 대답을 합니다. "자네는 그저 걷고 싶은 대로 걸었지만, 나는 저 너머에 있는 나무를 보면서 발길을 조정하며 걸었을 뿐이네."

우리는 '선천적인 불균형'을 체질적인 본성으로 가지고 있습니다. 아무런 목적이 없고, 그 목적에 맞는 자기 부정의 과정이 없다면, 우리에게서 자연스럽게 튀어나오는 행동과 생각은 이기적인 자기 본성일 수밖에 없습니다.

저는 병원을 운영하면서 제 안에 자리 잡은 선천적인 불균형을 보게 됩니다. 하나님께 서원한 제 소명보다 현실적인 문제로 치닫는 제 본성을 느낄 때가 많이 있습니다. 그럴 때마다 저를 잡아 주는 것이 '목적'입니다. '내가 병원을 하는 목적이 이윤을 추구하는 것은 아니잖아! 인류애를 목표로 병원을 운영하는 거잖아!' 그렇게 '목적'을 거듭 생각할 때 제 안에서 본성을 부정하는 필연적 소명을 만나게 됩니다.

우리의 '목적'은 예수 그리스도입니다. 예수 그리스도를 잃어버리면 우리는 마음 편한 대로, 생각해 온대로 살아갈 수밖에 없습니다. 예수 그리스도를 잃어버리면 나를 주인공으로 세우고자 하는 이기적인 본성에 사로잡혀, 인격과 됨됨이가 변형되고 신앙이 변형되는 것입니다.

내 척추가 소중하다면
교회도 소중하다

"교회는 그의 몸이니 만물 안에서 만물을 충만하게 하시는 이의 충만함이니라"

에베소서 1:23

척추는 우리 몸에서 세 가지 핵심 기능을 담당합니다. 이 세 개의 기능을 통해 몸이라고 하는 건축물이 완벽하게 이루어지게 됩니다.

첫째로, 척추는 몸의 기둥 역할을 합니다. 척추는 우

리 몸의 상체의 무게를 버텨냅니다. 직립 보행을 하는 인간의 상체 무게는 얼마나 될까요? 80킬로그램 나가는 사람의 경우 상체만 50킬로그램 이상입니다. 그 무게를 일평생 버텨내는 곳이 척추입니다.

둘째로, 척추는 중추신경과 말초신경의 소통장소입니다. 우리의 머리와 온몸 구석구석의 말초신경은 척추를 통해 의사소통을 합니다. 우리가 살아가는 동안 내 마음대로 사는 것 같지만, 사실은 중추신경과 말초신경의 소통 때문에 우리가 움직이는 것입니다. 감각은 뇌에게 자기 상태를 전달해 주고, 뇌는 명령을 합니다. 그럼 감각은 그 명령에 따라 움직입니다. 끼니가 되면 감각이 뇌에게 배고픔을 전달해 주고, 뇌는 감각들에게 밥 먹자고 명령을 합니다. 그 모든 중심에 척추가 있습니다.

셋째로, 척추는 상지와 하지를 협력하게 해 주는 역할을 합니다. 우리의 몸은 움직일 때 부분적으로 움직이지 않습니다. 같이 움직입니다. 팔을 들어 뭔가를 들어 올릴 때에도 허리가 힘을 보탭니다. 항문도 힘을 보탭니다. 온몸이 함께 일하는 것 입니다. 바로 척추가 그 기준이 되는 역할을 합니다.

사도 바울은 교회를 '만물 안에서 만물을 충만하게 하시는 이의 충만'이라고 이야기합니다. 교회가 만물의 기둥이라는 뜻입니다. 또한 그리스도가 교회의 머리이며, 우리를 그의 몸이라고 합니다. 교회가 세워지는 원리와 우리 척추의 원리가 하나라는 것입니다.

교회는 세상의 기둥입니다. 교회가 기둥처럼 세계를 떠받들고 있습니다. 교회의 머리는 그리스도이며, 그리스도는 말초신경인 우리에게 명령을 내립니다. 그리스도와 우리가 의사소통을 합니다. 그리스도가 움직이면, 우리가 움직이고, 우리가 움직이면, 그리스도도 함께 움직이는 것입니다. 교회가 생명이고 중심입니다.

저는 오늘날 한국 교회가 처한 현실을 가슴 아프게 바라보고 있습니다. 사람들은 교회가 너무 많다고 비판들을 합니다. 교회가 이렇게 많은데 왜 세상이 정의롭지 못한가? 왜 교회가 오염되고 썩어 있는가? 하는 비판의 소리들이 거세지고 있습니다. 기독교를 개독교라고 비난하고 목사님들을 먹사라고 칭하며 그 권위를 해체시키고 있습니다.

그런 여파 때문인지 한국 교회의 성도들은 해마다 줄어들고 있습니다. 한 해에 교회 건물이 100개씩 사라지고 있습니다. 제가 속한 감리교단만 보더라도 2011년 기준으로 한 해 동안 4000만 원의 결산도 내지 못하는 미자립 교회들이 전체의 54퍼센트를 차지하고 있습니다.

불과 몇 년 전 교회의 청년들과 매해 여름성경학교 봉사를 하곤 했는데, 20개 교회의 주일학교 아이들을 모아 놓아도 100명이 되지 않았습니다.

청년들의 상황은 더 어렵습니다. 인터넷 문화에 익숙해진 청년들은 교회를 비난하는 반기독교문화에 쉽게 노출되어 교회를 떠나고 있습니다. 너무도 슬픈 일입니다.

그러나 저는 확신합니다. 아무리 시대가 어렵고 '반교회적인 시대' 속에 있다고 하더라도 교회의 본질을 붙잡고 있으면 승리할 수 있다는 확신입니다. 예수 그리스도라고 하는 중심을 확고하게 붙잡고, 교회가 성령 안에서 서로 소통하고 한 몸으로 연합할 수 있다면, 그 어떤 바람과 폭풍이 불어와도 교회의 척추는 부러지지 않습니다.

사람을 볼 때 '성장'과 '성숙'이 동시에 일어나는 경우들은 거의 없습니다. 생명은 성장하고 성숙합니다. 중학생 아이들은 성장하였지만, 아직 성숙이 완성되지 않았습니다. 만일 덩치가 큰 중학생에게 "너는 성숙한 인격이 되지 못했으니, 더 이상 성장하지 마!"라고 이야기할 수 있을까요? 한국 교회는 '성장'을 이루었습니다. 그 '성장' 속에서 '성숙'은 아직 미완성의 상태입니다. 교회가 성숙하지 못했으니, '성장을 포기하라, 교회의 문을 닫아라'라고 말한다는 것은 그리스도의 핏값을 가벼이 여기는 태도인 것입니다. 하나님은 교회를 우리의 척추를 본 따서 만드셨습니다. 우리의 척추를 소중히 여긴다면, 교회 또한 소중히 여겨야 하는 것입니다.

사람이
소중한 이유

"하나님이 세상을 이처럼 사랑하사 독생자를 주셨으니 이는 그를 믿는 자마다 멸망치 않고 영생을 얻게 하려 하심이라"

요한복음 3:16

사람의 척추는 크게 다섯 부분으로 이루어져 있습니다. 뼈와 근육, 디스크와 신경, 그리고 인대입니다. 이 척추의 구조를 보게 되면 집을 짓는 구조와 흡사합니다. 척추의 뼈는 벽돌과 같습니다. 그리고 디스크는 벽돌을 이어 붙이는 접착제입니다. 뼈의 구멍 안에는 신경이 연결되어 있는데, 이는 마치 전선과 같습니다. 그리고 뼈와 뼈를 인대가 든든히 붙잡아 주고 있습니다. 또 그 주변을 근육이 둘러싸고 있습니다.

출애굽기 26장을 보면 '성막'을 제조하는 말씀이 나옵니다. 하나님은 지성소에 법궤를 들이기 위해서 먼저 성소를 만들게 하십니다. 성소를 만드는 구조는 휘장과 널판, 덮개, 받침대와 띠, 이렇게 기본적으로 다섯 개로 되어 있습니다. 비록 비유이긴 하지만 제 눈에 성소의 덮개는 근육의 의미로 보이고, 널판은 뼈로 보입니다. 그리고 널판과 널판을 잡아 주는 받침대는 인대로 보이고, 휘장은 신경, 띠는 디스크로 보입니다. 성막이 집이라면, 인간의 몸도 집입니다. 성소의 각 마디가 연결이 되어 연합하는 목적은 단 하나, 바로 지성소입니다. 지성소 안에 하나님의 언약궤를 모시기 위한 것입니다. 성막이 하나님의 임재를 모시기 위한 건축물이듯, 인간의 몸 또한 하나님의 집이 되기 위한 건축물입니다.

철학자 하이데거는 인간을 '존재의 집'이라고 했습니다. 존재가 사는 집, 하나님이 사는 집이라는 것입니다. 하이데거가 그 '존재'를 '언어'라고 이야기했듯이, 사람의 몸은, '말씀'이신 '그리스도'를 모시기 위한 성막입니다.

'인간은 왜 소중한 존재인가?'라는 물음이 던져지는 시대가 되었습니다. 인간은 아메바에서 진화된 동물이다, 가장 발전된 존재이기에 인간이 소중한 것이라는 주장들이 있습니다. 어떤 사람들은 "모든 생명들은 다 소중하다, 가축과 곤충과 인간들의 생명이 모두 똑같다, 인간의 생명이 더 소중한 이유는 없다"고 말하기도 합니다. 또 다른 사람들은 인간이 세상을 점령하였고 가장 강한 존재이기 때문에 소중하다고 이야기하기도 합니다.

현대는 '인간의 소중함'에 대한 형이상학적인 근거를 대지 못합니다. 진화론적이고, 형이하학적이고, 공리적인 입장에서 인간의 필요를 이야기할 뿐이지, '왜 인간은 소중한 존재인가?'라는 질문에 대답하지 못합니다. 인간이 가장 진화되고 발전된 존재라고 한다면 그 발상은 이기주의입니다. 인간이 가장 강하기 때문에 소중하다고 한다면 그 발상은 약육강식입니다. 이기주의와 약육강식은 '가치'가 될 수 없습니다. 인간의 정신과 영혼을 고양시킬 만한 '의미'가 될 수 없습니다.

모든 생명이 다 똑같이 소중할까요? 생명은 생명을 섭취해서 살아갑니다. 해장국 한 그릇에 숟가락을 한 번 담가도, 수백 마리, 수천 마리의 생명들이 들어 올려집니다. 젓가락질 한 번에 멸치 수십 마리의 생명들이 따라 올라옵니다. 코로 숨을 한 번 들이마셔도 수십억 마리의 보이지 않는 생명들이 배 속에 들어옵니다. 우리 밥상에 올라오는 생선만 해도 그 생선이 멸치를 먹고, 멸치는 플랑크톤을 먹고, 플랑크톤은 또 다른 생명들을 먹었습니다. 생명은 생명으로 살아가는 것입니다.

하나님도 우리의 생명을 소중히 여기셨습니다. 아들 생명을 우리에게 주셨습니다. 육축과 기는 것들과 풀과 나무와 다른 모든 생명들을 우리에게 주셨습니다.

인간의 생명은 왜 소중할까요? 하나님께서 우리를 소중히 여기셨기 때문에 소중한 것입니다. 그런데 더 놀라운 것은 우리의 생명 가치를 최고로 올려 주신 하나님께서 우리 안에 주인으로 들어오시기 원하신다는 것입니다. 성경은 우리를 하나님이 거하시는 성전 즉, 하나님의 집이라고 합니다. 여기서 집보다 중요한 것은 바로 주인입니다. 주인이 소중해야 집이 소중한 것입니다. 인간이 소중한 이유는 하나님이 우리 안에 거하시며, 우리를 소중히 여겨 주셨기 때문입니다

내가 세상에
나온 이유

"내 집은 기도하는 집이라 일컬음을 받으리라 하였
거늘 너희는 강도의 소굴을 만드는도다 하시니라"

마태복음 21:13

저는 성경을 볼 때마다 성경에 나오는 말씀들이 우
리 몸의 구조와 아주 흡사하다는 것을 느끼게 됩니다. 척
추는 우리 몸을 이루는 기본 뼈대라 할 수 있는데, 하나
님께서 하나님의 집을 지어 가시는 틀이 척추의 구조와
너무나 닮아 있습니다. 성경에서 하나님 나라의 집을 지
어 가는 과정에 중요하게 나오는 '수'가 7과 12, 10입니다.
천지를 창조하고 완성하시는 것을 7일 창조로 보여 주시
고, 12지파 또는 12제자들을 통해서 이스라엘이라고 하
는 '집'을 완성하십니다. 그리고 10이라고 하는 '계명'을
통해서 하나님 나라의 백성들을 출산하십니다. 성경에
서 7은 창조의 완성이고, 12는 하나님 나라의 집의 완성

　　　　　　　　　바디 바이블

이며, 10은 하나님 나라 백성의 탄생을 의미합니다.

그런데 바로 우리의 척추가 같은 구조입니다. 척추는 일곱 개의 경추와 열두 개의 흉추, 그리고 요추가 허리에 다섯 개, 골반에 다섯 개, 이렇게 열 개로 되어있습니다. 여기에 세 개에서 다섯 개 정도 되는 꼬리뼈가 하나로 붙어 있는 구조입니다. 너무 억지스러운 비유 같지만, 그 뼈들의 기능을 봐도 성경의 의미와 닮아 있다는 것을 볼 수 있습니다. 성경에서 7을 안식일이라고 하고, 그 안식일의 주인을 그리스도라고 합니다. 그리스도는 몸인 교회의 머리가 되십니다. 마치 일곱 개의 경추가 우리의 머리를 받치고 있는 것과 비슷합니다. 또한 열두 개의 마디를 가지고 있는 흉추는 좌우 열두 개씩의 갈비뼈와 연결되어 우리의 장기를 보호합니다. 마치 12지파나 12제자들의 연합을 통해 이스라엘이 보호되고 있는 것과 같습니다. 그리고 요천추에 해당하는 뼈 열 마디는 생식과 출산과 연결되어 있습니다. 사람의 골반에서 생명이 잉태되고 출산되듯이 10이라고 하는 계명을 통해 하나님 나라의 백성이 잉태되는 것입니다.

성경은 우리를 하나님의 형상을 따라 지었다고 말씀하십니다. 물론 눈에 보이는 우리 육체의 형태를 두고 말씀하시는 것은 아닐 것입니다. 그러나 눈에 보이는 것들은 보이지 않는 것들로부터 말미암았듯이, 우리가 눈으로 볼 수 있는 우리 몸 안에 보이지 않는 하나님의 마음을 담아 두시지 않았을까요?

과거에 히브리어 강의를 잠깐 들은 적이 있습니다. 그 강의내용에서 기억나는 것은 '여호와'를 히브리어로 '요드', '헤이', '바브', '헤이'로 표기하는데, 그 단어를 세로로 쓰면 사람의 몸을 나타낸다고 하는 사실입니다. '요드'는 머리이고, '헤이'는 팔과 몸통이고, '바브'는 몸통 안을 의미하고, 다시 '헤이'는 골반과 다리를 의미해서 '여호와'는 사람의 형상을 가지고 있다는 주장이었습니다.

그 주장이 맞는지 틀리는지는 중요하지 않습니다. 중요한 것은 여호와 하나님께서 우리를 하나님의 형상으로 지으셨다는 것입니다. 저는 우리 몸의 기본 뼈대를 이루고 있는 척추를 통해서 하나님의 마음을 보게 됩니다. 사람을 하나님이 거하시는 집으로 건축하시겠다는 하나님의 의지를 보게 됩니다.

집은 집주인이 짓는 것입니다. 집을 짓는 목적은 그 집 안에 집주인이 주인으로 거하기 위해서입니다. 우리의 몸은 엄마의 몸속에서 잉태되는 순간 그리스도께서 주인이 되어서 그리스도께서 거하시기 위해 집으로 건축됩니다. 그 목적을 이루시기 위해서 하나님은 우리에게 몸을 주시고, 우리의 생명이 시작하는 그 순간부터 우리 안에 거하기를 원하시는 것입니다.

우리는 이 몸을 가지고 일평생을 살면서 이렇게 물어야 합니다. 이 몸은 빈 집인가? 참 주인이 아니라 강도가 사는 집인가? 참된 주인이신 그리스도께서 거하시는 하나님의 집인가?

약이 되는 건강 지식 **척추**

척추의 5대 구성 요소: 뼈, 인대, 디스크, 신경, 그리고 근육

척추는 33개 정도의 뼈로 이루어져 있습니다. 그 33개의 뼈마디 사이를 채우고 있는 물렁뼈를 디스크 혹은 추간판이라고 합니다. 이 디스크가 연골인데, 뼈끼리 부딪히지 않게 해줍니다. 그리고 힘줄들이 뼈와 뼈를 꽉 붙잡고 지탱해 주고 있습니다. 이를 인대라고 합니다. 또 척추 가운데 뚫린 구멍으로 신경들이 지나갑니다. 그리고 척추를 근육들이 둘러싸고 있습니다.

척추 측만증의 원인과 증상

10대 아이들은 아직 뼈가 완성되지 않은 시기인데 스마트폰을 지나치게 많이 봅니다. 허리를 구부리고, 눕고, 앉아서 하루 종일 게임을 합니다. 그러면 척추 뼈에 이상이 옵니다. 이렇게 생길 수 있는 질환이 척추 측만증입니다. 척추의 뼈가 좌우로 변형되어 버린 질환입니다.

척추관 협착증의 원인과 증상

척추의 중간에 척추관이라고 하는 구멍이 있습니다. 그 구멍 안에 신경들이 있어서 뇌와 커뮤니케이션을 합니다. 그런데 노화와 같은 이유로 이 척추관이 좁아져 버리면 그 안에 있던 신경근이 자극을 받게 됩니다. 척추관 협착증이 되는 겁니다. 이 질환에 걸리면 앉으면 괜찮은데, 서 있거나 걸으면 아픕니다.

추간판 장애의 원인과 증상

척추와 척추 사이를 연결해 주는 연골을 추간판 혹은 디스크라고 합니다. 물렁뼈입니다. 연골처럼 단단하면서도 유연성이 있는 쿠션입니다. 이 디스크가 척추와 척추 사이에서 완충 역할을 해 주는데, 이게 갑자기 충격을 받거나 이탈되어 옆으로 삐져나오면서 그 옆을 지나는 신경을 누르게 됩니다. 그래서 '디스크—추간판 장애'가 되는 것입니다. 이렇게 디스크—추간판에 장애가 오면, 세 가지 증상이 나타납니다.

① 허리, 엉덩이, 다리가 아픕니다. 통증이 허리에서 엉덩이로, 그리고 다리로 내려오게 되는 것입니다.

② 척추들을 잡아 주는 인대가 석회처럼 굳어져서 통증을 유발하기도 합니다.

③ 경추의 경우, 신경근이 목으로 갈 때 근육을 뚫고 올라가는데, 근

육이 뭉쳐 있는 경우 통증이 오기도 합니다.

척추 협착증의 원인

척추들 중에서 운동량이 많은 부분은 목과 허리 부근입니다. 가슴에는 늑골이 있어서 크게 운동이 되지 않고, 대신에 허리 쪽에 많은 무게가 작용해서 아프기 쉽습니다. 그래서 거의 허리에 해당하는 요추 쪽에 통증이 생기는 경향이 있습니다.

따라서 요추는 과도하게 지속된 운동으로 퇴행성 변환을 가져올 수 있습니다. 또 디스크가 손상되는 경우에 불안정성, 다시 말해 흔들리게 되어, 그것을 붙잡으려고 황색 인대가 두꺼워집니다. 이 황색 인대가 두꺼워지면, 작은 척추관이 좁아집니다. 이 경우 부드러운 신경이 눌리게 되어, 협착 증상이 나타나는 것입니다.

이 협착증상은 보통 앉아 있을 때에는 나타나지 않다가 걸어갈 때 반복적으로 사용하면서 증상이 나타납니다.

척추 협착증의 증상

① 엉치와 다리가 아프고, 가다가 자꾸 멈추어 주저앉게 됩니다. 이 것을 간헐적 파행이라고 하며, 이 증상이 자주 나타나면 증상이 심해진 것입니다.

② 대개 의사들이 요추 협착이 의심될 때 자주하는 질문들은, "얼

마나 가면 주저앉게 되나요? 몇 분이나 걸어가다가 멈추게 되나요?"입니다. 이렇게 요추 협착증은 걸어 다닐 때 발생하는 것이 일반적입니다. 이런 경우 병원에서 엑스레이 검사로 이상이 나타나면 이미 심하게 진행된 것이라 볼 수 있습니다.

③ 엑스레이 상에 변화가 심하지 않아도, 환자의 증상이 심한 경우가 있습니다. 이때 의사는 MRI 검사를 시행해서, 엑스레이에서 보이지 않던 병든 부위를 찾아내고, 이곳에 대한 치료를 하게 됩니다.

척추 협착증의 치료

① 치료는 일반적으로 자세를 올바르게 유지하도록 권고하거나, 약을 사용합니다.

② 그래도 호전이 되지 않으면, 신경관내에 주사요법을 시행합니다.

③ 그렇게 해도 호전되지 않는다면, 시술을 할 수 있습니다.

④ 다리에 통증이 시작되었다가 나중에는 감각이 없어지고, 나아가 발바닥에서 자갈이나 풍선을 밟는 듯한, 또는 바닥에 부침개를 붙인 것 같은 이상한 감각이 느껴지면 대개 작은 수술을 하게 됩니다.

경추(목) 협착증

우리 몸에는 일곱 개의 경추가 있는데, 이 경추는 크기가 가장 작지만 머리로부터 내려오는 가장 두꺼운 신경 다발을 유지해 주는 매우 중요한 지지대입니다. 경추는 무거운 머리를 받치고 있는데, 자세가 조금만 나빠도 머리를 지탱하기 위해서 과도한 힘을 쓰게 됩니다. 경추 협착증은 경추의 디스크나 소관절들에 무리가 가해져 협착의 증상이 생기는 질병입니다.

경추 협착증의 원인과 증상

보통 잘못된 자세로 일자목이나 거북목이 지속되면 소관절이나 디스크에 힘이 가해지고, 이로 인해 협착증이 나타날 수 있습니다. 목에 발생하는 협착증은 날갯죽지나 상완 부위에 통증을 가져올 수 있고, 때로는 전완이나 손가락에 감각 이상을 가져올 수 있습니다. 이렇게 목에 통증이 발생하였을 때, 추간 신경공 쪽으로 나오는 신경 뿌리를 누르게 되면 감각 이상뿐 아니라 근육이 약해지게 되는데, 이런 경우는 응급 수술이 필요한 상황입니다.

급성 경추 협착증의 치료

급성으로 발생하는 목 협착증은 대개 디스크 탈출로 인해 심한 악화가 발생되는 경우들입니다. 이럴 때는 반드시 병원에서 시술이나 수술을 받아야 합니다. 경추 6번 신경이 눌리는 경우, 엄지손가락과 둘째손가락의 감각이 이상해질 수 있습니다. 그리고 7번 신경이 눌리는 경우, 중지에 감각 이상이 오며 8번 신경이 눌리는 경우, 사지와 소지 쪽으로 감각 이상과 함께 통증이 생길 수 있습니다.

① 증상이 발병한 경우에는 쉬어야 합니다.

② 목 자세를 바로잡아야 하고, 때로는 목을 붙잡아 주는 '토마스 칼라'라는 스펀지 목 베개를 사용하면 도움이 됩니다.

③ 보통의 경우 병원에서 처방하는 약을 사용하는 것이 좋습니다.

④ 그러나 약으로 호전이 안 되면 물리 치료를 시행하게 됩니다.

⑤ 그래도 호전이 안 되면 MRI 검사를 해서 신경이 눌린 부위를 확인하고 주사 치료를 하게 되면 낫게 되어 있습니다.

⑥ 대개는 ⑤번까지의 치료로도 호전될 수 있으나 이렇게 해도 안 되면 시술 또는 수술을 해야 합니다.

목 디스크의 원인과 증상

목에 디스크가 생기는 원인은 목에 갑자기 힘을 주거나, 머리에 충격을 받게 되었을 때, 또는 안 좋은 자세를 오랫동안 취하게 될 때와 목을 앞으로 숙이고 있게 되면 생길 수 있습니다. 주로 어깨가 무겁고, 무엇인가에 찔리는 것같이 아픈 증상으로 나타납니다. 날갯죽지에서 어깨 쪽 부근이 바늘로 찌르는 것 같다고도 합니다. 심한 분들은 너무 아파서 어깨를 잘라 버리고 싶다고 하시기도 합니다. 이렇게 어깨 쪽으로 통증 증상이 나타날 때, 정말로 어깨가 아픈 것인지, 근막 통증 증후군인지, 아니면 목 디스크인지 알아야 합니다.

어깨는 잘 돌아가는데 날갯죽지가 한없이 무겁게 느껴지고 콕콕 찌르는 듯이 아프거나, 잘라내고 싶을 정도로 통증이 심할 경우에는 대부분 목 디스크인 경우입니다. 목 디스크일 경우, 팔을 내리고 고개를 돌리면 심한 통증이 느껴집니다. 목을 뒤로 젖혀도 아픕니다. 오히려 누워 있어야 아프지 않습니다. 팔의 외측을 돌아서 손가락 끝까지 통증이 오는데, 이런 경우들이 목 디스크의 대표적인 증상입니다.

목 디스크의 치료

① 간단한 경우는 물리 치료를 받을 수 있지만 아픈 부분만 받으면 잘 낫지 않기도 합니다.

② 그럼 견인 치료를 합니다. 목을 잡아당기는 치료라고 할 수 있습니다. 또 도수 치료를 합니다. 심하지 않은 경우는 이런 치료들로도 상당히 좋아집니다.

③ 심한 경우 정밀검사를 해야 합니다. 왜 아팠는지, 정확히 어디가 아픈 것인지 진단을 받고 특수주사를 맞거나, 시술이나 수술을 해야 합니다. 오랫동안 아팠던 분들도 정확한 진단을 받고 주사를 맞

으면 괴롭던 통증이 사라지는 경우들을 많이 볼 수 있습니다.

④ 특수 주사로 안 되는 경우에는 튀어나온 디스크를 줄여 주기 위해 레이저 바늘을 쓰기도 합니다. 주로 어깨에 힘이 빠져 버리는 환자들의 경우가 여기에 해당합니다. 남자들의 경우는 팔의 근육이 약해져서 미는 힘을 낼 수 없는 경우로 나타나고, 여자들은 속옷이 자꾸 약한 어깨 쪽으로 흘러내리는 경우들로 나타납니다. 어깨 근육에 손상이 와서 약해졌기 때문입니다.

"저희 병원에 한 남자 연예인이 방송 녹화를 하다가 갑자기 어깨가 아파서 찾아온 일이 있었습니다. 결혼을 앞두고 있는 분이라 수술을 하면 결혼을 미뤄야 하는 난감한 상황이었습니다. 그분은 심한 통증 때문에 고통스럽다고 호소했습니다. 그때 목 디스크를 레이저 바늘로 간단히 시술해 상당한 호전 효과를 볼 수 있었습니다. 지금은 완치되어 왕성하게 활동을 하고 있습니다."

척추 질환의 예방과 치료를 위한 네 가지 조건

① 정확한 진단을 통한 지식이 필요합니다. 내가 겪고 있는 척추 질환이 무엇인지, 어디가 아픈 건지, 왜 아픈 건지, 어느 정도 문제인건지, 정확한 지식을 습득하고 있어야 합니다. 본인이 질환에 대해 정확하지 않은 지식을 가지고 있을 경우, 의사를 믿을 수도

없고, 이런저런 이야기에 휩쓸려 치료시기를 놓쳐버리는 경우가 왕왕 있습니다. 병원에서 X-RAY, CT, MRI 촬영 등 적절하고 정밀한 검사를 통해 정확한 진단이 가능합니다.

② 진단에 맞는 정확한 치료가 이뤄져야 합니다. 견인 치료를 받아야 할지, 추간판을 밀어 넣는 치료를 받을지, 추간판을 잘라내는 치료를 받을지, 정확한 원인을 알면 정확한 치료가 가능합니다. 문제는 치료는 의사 혼자 하는 것이 아니라는 겁니다. 환자도 인내를 가지고 노력해야 합니다. 적어도 2주 내지 3주, 의사가 권하는 치료를 끝까지 받아야 합니다. 이것이 쉽지 않습니다. 귀찮아서 혹은 조금 좋아졌다고 포기를 해 버리면 치료가 원만하지 않습니다. 치료가 완전히 끝날 때까지 노력을 해야 합니다.

③ 치료 후에는 잘못된 자세를 교정해야 합니다. 수술이 아닌 치료의 경우 2-3주 치료하면 디스크가 많이 호전됩니다. 견인 치료, 온열 치료, 스트레칭을 반복하면 삐져나온 디스크가 들어갑니다. 그런데 문제는 또 나온다는 겁니다. 자세를 교정하지 않았기 때문입니다. 잘못된 자세가 바르게 교정되어야 하는데, 잘못된 습관을 그대로 유지하고 있으면 치료가 의미 없어집니다.

④ 코어근육 강화가 필요합니다. 잘못된 자세를 바로 잡기 위해서 일회적인 시도만으로는 쉽지가 않습니다. 바른 자세가 나오지 않는 것은 우리의 속근육, 특히 코어근육이 약화되어 있기 때문

입니다. 코어근육만 발달해도 자세를 바로잡아 주고, 척추 질환을 잡아 낼 수 있습니다.

척추건강의 핵심

① S형태의 만곡자세를 유지해야합니다. 사람의 척추는 앞에서 보면 일자형, 옆에서 보면 S자형이 정상입니다. 이게 휘거나 뒤틀리면 안 되고, 옆에서 볼 때 완만한 만곡 형태가 되어야 합니다. 엄마 배 속에서 인간의 척추는 C자형이었다가, 성인이 되면서 S형이 됩니다. 고개를 들기 때문입니다. 그러면서 경추인 목뼈는 목 앞쪽으로 볼록 나오게 되고, 흉추들은 등 쪽으로 볼록 나옵니다. 그리고 다시 요추 쪽에서는 배 쪽으로 볼록 나오면서 전체적인 척추 라인이 S형태의 만곡선을 이루게 됩니다. 이렇게 만곡의 형태를 유지해야 충격도 흡수하고 근육을 효율적으로 사용할 수 있습니다. 그리고 내장기관이 있는 골반의 평수를 넓혀 줄 수 있는 것입니다. 따라서 평소에 만곡 자세 형태를 취하는 습관이 되어야 척추 건강을 유지할 수 있습니다.

② 가장 나쁜 자세를 뽑자면 앉아있는 습관입니다. 특히 머리를 숙여서 무엇인가를 들여다보는 것은 좋지 않습니다. 가령 사람의 머리 무게가 5킬로그램 정도라고 할 때, 목이 5도만 기울어져도 무게가 40퍼센트나 올라갑니다. 5킬로그램이 아닌 7킬로그램

의 머리를 들고 있는 것이 됩니다. 그리고 20도 정도 기울어지는 경우, 우리가 스마트폰 들여다볼 때 각도입니다. 그럼 무게가 150퍼센트 증가합니다. 12.5킬로그램의 머리가 되는 것입니다. 당연히 경추에 무리가 되고 오래 지속되면 변형이 올 수밖에 없습니다.

③ 가장 좋은 척추 자세는 머리를 15도 정도 천장을 보듯이 들고 있는 자세입니다. 약간 목을 든다는 느낌입니다. 그리고 허리는 쭉 펴서 10도 정도 들어가게 하는 자세입니다. 역도 선수들이 무거운 덤벨을 드는 장면을 보면, 척추의 생리학적 구조를 아주 잘 살리고 있는 걸 볼 수 있습니다. 목은 15도 정도 들고, 허리는 10도 정도 들어가게 합니다. 그리고 엉덩이는 뒤로 오리 궁둥이처럼 내밉니다. 척추의 정상적인 만곡선을 최대치로 끌어올리는 것입니다. 바로 그 자세를 의식하고 앉고 서기를 하면 처음에는 힘들지만 중심에 코어근육이 생기게 되고, 자연스러운 습관이 될 수 있습니다. 무엇인가를 들어 올릴 때도 척추의 만곡선을 의식하면서 들어 올려야 합니다.

④ 자는 자세도 마찬가지입니다. 만곡선을 깨뜨리는 잠자기는 피해야 합니다. S라인을 깨뜨리기 때문입니다. 침대는 단단하면서도 쿠션이 있어야 합니다. 너무 높지도 낮지도 않은 적당한 베개를 베고, 머리와 몸통과 다리가 일직선이 되도록 옆으로 눕고 다리

에 쿠션을 대 주면 S만곡선의 형태를 살려 줍니다. 이 형태를 살려 잠을 자면 아주 개운한 아침을 맞이하게 됩니다.

⑤ 코어근육을 강화하기 위해 운동해야 합니다. 우리 몸의 중심이 되는 복부와 골반, 그리고 척추 주변에 있는 근육이 코어근육입니다. 이 근육이 살아 있으면 척추 질환은 거의 발생하지 않습니다. 최근 들어 유행하는 플랭크 자세라든지, 누워서 엉덩이와 허리를 들고 버티는 운동이라든지, 누워서 다리를 올리고 손을 뻗어서 버티는 동작 등 코어를 강화하는 운동들은 많이 있습니다. 저는 수영과 걷기를 권하고 싶습니다. 걷기와 수영은 자연스럽게 팔을 움직이면서 복부와 척추 근육을 잡아 줍니다. 특히 허벅지 근육까지 강화시키게 됩니다.

8장

무릎 Knee 묵상

복은 무릎에 있다

"복 있는 사람은 악인들의 꾀를 따르지 아니하며 죄
인들의 길에 서지 아니하며 오만한 자들의 자리에
앉지 아니하고"

시편 1:1

사람들은 흔히 "당신은 복이 있는 사람입니다", "나
는 복이 참 지지리도 없어"라는 말을 합니다. 많은 사람
들이 생각하는 복에 관한 이론은 '착하게 살면 복을 받는
다. 덕이 있어야 복을 받는다'입니다. 그래서 복덕방이라
고 하는 말이 있습니다. 복은 덕을 따른다. 덕이 있는 사
람이 복을 얻는다는 말입니다.

영어권에서는 '신이 당신에게 복을 주시기를 원합니

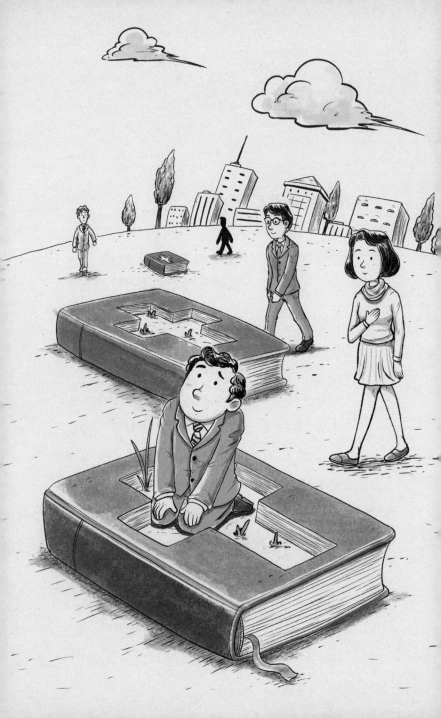

다'라고 합니다. 즉 복은 신에게 달려 있다는 것입니다. 신을 잘 섬기면 복을 받고, 섬기지 않으면 복을 받지 못한다는 뜻입니다. 사람들이 신명기를 이해할 때 하나님이 주신 계명을 잘 지켜 행하면 복을 받고, 계명을 지키지 않으면 복을 받지 못하고 저주를 받는다고 생각합니다. 사람들은 복이 인과응보인 줄 압니다. 내가 노력을 했으니 복을 돌려 달라는 식입니다. 그렇다면 정말 복이 인과응보가 맞는지 생각해 볼 필요가 있습니다.

첫째, 덕이 있는 사람은 복을 받을까요? 착하게 사는 사람이 복을 받고 악하게 사는 사람은 복을 받지 못할까요? 그렇지 않은 경우를 우리는 너무 많이 보게 됩니다.

둘째, 신을 잘 섬기면 복을 받을까요? 예배에 열심히 오고, 기도 많이 하면 복을 받을까요? 그렇지 않은 경우를 우리는 많이 보게 됩니다. 아무리 기도를 많이 하고 예배를 잘 드려도 복을 얻기는커녕 재앙을 당하는 경우들을 보게 됩니다.

셋째, 우리가 이해하듯이 계명을 잘 지키면 복을 받습니까? 안식일을 거룩하게 지키고, 여호와의 이름을 망령되이 부르지 않고, 부모를 공경하고, 이웃의 것을 탐내지 않는 사람들이 복을 받나요? 역시 마찬가지로 그렇지 않은 것이 우리의 현실입니다.

그렇다면 복이란 무엇일까요? 시편 1편은 우리에게 복에 관한 전혀 다른 정의를 보여 주고 있습니다. 복 있는 사람을 악인들의 꾀를 따르지 아니하고 죄인들의 길에 서지 아니하며 오만한 자들의 자리에 앉지도 않고, 오직 여호와의 율법을 주야로 묵상하는 사람이라고 정의하고 있습니다. 저는 이 말씀에서 복 있는 사람의 상태가 '다리'와 연결되고 있는 것을 보게 됩니다. 복 있는 사람은 악인들의 꾀를 '따르지 않는다', 죄인들의 길에 '서지 않는다', 오만한 자들의 자리에 '앉지 않는다'라는 겁니다.

시편 1편에서 말하는 '복'이란 단어는 '곧다', '솔직하다', '직행하다', '똑바로 가다'라는 의미를 가지고 있다고 합니다. 한마디로 무릎이 거듭난 사람입니다. 옳은 것을 향해 똑바로 가는 무릎을 가진 사람! 오만한 자리에 앉지

바디 바이블

않는 무릎! 악한 꾀를 따르지 않는 무릎! 무릎을 잘 쓰는 사람이 복 있는 사람입니다. 마태복음 5장의 팔복에서도 복을 이야기합니다. '심령이 가난한 자', '애통하는 자', '온유한 자', '의에 주리고 목마른 자'. 제가 보기에는 '무릎을 잘 쓰는 사람들'의 모습입니다.

하나님 앞에, 진리 앞에 무릎 꿇은 사람! 나의 노력과 업적을 근거로 당연히 복을 달라는 인과응보가 아니라, 복이 하나님께 있음을 알고 그 앞에 무릎 꿇은 사람이 진정으로 복 받는 사람이라는 것입니다.

한 나라의 경제력을 측정하는 기준을 GDP(Gross Domestic Product)라고 합니다. 국내에서 생산된 물질적인 가치를 전부 합친 것을 의미합니다. 2017년 우리나라의 국내 총 생산은 1,730조 원이라고 합니다. 전 세계에서 11위를 차지하는 수준입니다. 경제력으로 따지자면 전 세계의 11위라는 것입니다.

현대인들은 아흔 아홉 개를 가지고도 나머지 하나를 가지지 못한 것에 불만족을 토로합니다. 그 하나를 더 가지겠다고 불의한 자들의 꾀를 따르고 악인들의 길에 들어서며 오만한 자들의 자리에 앉는 행동을 서슴없이 행합니다. 그 한 개를 더 소유해야 '복' 받은 인생이라고 생각을 하는 것입니다. 복이란 하나님과 동행하는 인생이 누리는 행복입니다. 정직한 자가 누리는 기쁨, 진리의 길에 들어선 인생에게 값없이 은혜로 주시는 것입니다.

건강을 거두어들이는 방법
— 걷기

"예수께서 온 갈릴리에 두루 다니사 그들의 회당에서 가르치시며 천국 복음을 전파하시며 백성 중의 모든 병과 모든 약한 것을 고치시니"

마태복음 4:23

튼튼한 무릎하면 먼저 떠오르는 동물이 있습니다. 바로 낙타입니다. 낙타는 사막의 먼 거리를 물 없이도 견디며 무거운 짐과 사람을 싣고 걸어갑니다. 어떻게 그럴 수 있을까요? 낙타는 아주 튼튼한 무릎을 가지고 있기 때문입니다. 우리나라에서 당나귀가 튼튼한 무릎을 상징하듯이 서양에서는 튼튼한 무릎하면 낙타를 떠올리는 것입니다.

낙타는 사람과 무거운 짐을 태우고도 30시간을 걸을 수 있다고 합니다. 한 시간에 4킬로미터를 걸어간다면 한 번에 120킬로미터를 걸어가는 셈입니다. 그 무거운 중량을 낙타의 무릎은 거뜬히 견뎌 냅니다.

낙타의 무릎에 무슨 특별한 기능이나 구조가 있는 것일까요? 그렇지 않습니다. 낙타 역시 사람처럼 무릎 속에 연골판, 초자연골, 전방십자인대, 후방십자인대, 측부인대, 인대 4개 그리고 뚜껑뼈로 되어 있습니다. 사람의 무릎과 똑같습니다. 하나님은 낙타에게 더 좋은 무릎을 주시고, 인간에게 덜 좋은 무릎을 주지 않으셨습니다.

그럼 튼튼한 무릎의 비결은 무엇일까요? 바로 '걷기'입니다. 장수하는 사람들을 보면 한결같은 공통점이 있습니다. 무릎이 튼튼하다는 것입니다. 제대로 서 있지 못하거나 걷지 못하는 상황에서 오래 사는 사람은 없습니다. 걷는 사람이 장수합니다.

흔히 '하지下枝'를 제2의 심장이라고 부릅니다. 일명 '천천히 죽는 심장'입니다. 심장은 잠깐만 멈춰도 안 되기 때문에 활발하게 움직입니다. 그러나 제2의 심장인 무릎은 천천히 죽어갑니다. 우리는 무릎을 통해 움직이고, 우리 몸의 혈액을 위로 올려 줍니다. 걷기를 통해 근육이 짧아졌다 길어졌다 하면서 혈액이 움직이게 되는데, 활동이 줄어들면 천천히 생명력을 잃어갑니다.

사람들은 무릎이 아픈 것을 별로 개의치 않아합니다. "무릎 정도야 아프면 어때? 내 심장, 내 위, 내 간만 건강하면 괜찮지"라고 이야기를 합니다. 아주 위험한 생각입니다. 무릎이 아프면 걸을 수 없습니다. 걸을 수가 없다면 집에만 들어앉아 있게 됩니다. 그러니 혈액이 안 돌게 되고 손발이 약해지고 결국에는 기분도 상하게 됩니다. 사람은 당뇨가 생겨도 오래 견딜 수 있습니다. 그러나 걷지 못하면 오래 견디기 힘듭니다. 경색이 일어나 상

바디 바이블

체와 하지의 소통이 막혀 버리기도 하게 되는 것입니다.

왜 걸어야 할까요? 무릎 안의 초자연골에는 혈관이 없기 때문입니다. 혈관이 없기 때문에 움직여야 합니다. 무릎연골은 혈관이 없는 대신 그 안에 약간의 액체를 통해서 영양 공급을 받게 되는데, 무릎을 폈다 구부렸다 하는 동작들을 통해서 필요한 영양을 공급받게 되는 것입니다. 현대인들은 건강을 위해서 제1의 심장과 더불어 제2의 심장인 무릎을 튼튼히 해야 하는 것입니다.

무릎 건강의 핵심이라 할 수 있는 '걷기'라는 말의 의미를 헤아려 봅니다. 두 다리를 움직여 앞으로 나아가는 것을 왜 '걷기'라고 했을까요? '걷기'라는 말과 '가을걷이', '거두기'라는 말들은 의미가 통하는 것으로 보입니다. 가을에 무르익은 열매를 거두는 '걷이', 뭔가 흐트러진 것들을 모아 거두어들이는 '거두기', 앞으로 길을 가는 '걷기'. 이 모두가 밖에 있던 것들을 내 안으로 거두어들인다는 의미를 나타내고 있습니다.

저는 길을 걸어 다니면서 많은 생각들을 떠올리곤 합니다. 걸으면 놓쳤던 생각들이 거둬들여지고, 실수하거나 간과했던 생각들이 거둬들여집니다. 부족한 몸 안에 산소가 거둬들여지며, 내려놓고 있었던 기도의 호흡이 거둬들여집니다. 걷기는 거두어들이는 최고의 행동입니다. 걷기를 통해서 건강을 거둬들이고, 호흡을 거둬들이고, 생명력을 거둬들이게 되는 것입니다.

예수님은 걸으셨습니다. 걸으면서 영혼들을 거둬들이셨습니다. 바울도 걸었고, 걸으면서 추수의 열매들을 거두었습니다. 현대인들은 '걷기'를 해야 합니다. 내 몸과 영혼 안에 내 밖에 있는 열매들과 좋은 생명력들을 거둬들여야 합니다.

'걷기'는 '신비'의
연발이다

"사십 년 동안에 너로 광야의 길을 걷게 하신 것을
기억하라 이는 너를 낮추시며 너를 시험하사 네 마
음이 어떠한지 그 명령을 지키는지 아니 지키는지
알려 하심이라"

신명기 8:2

무릇 건강의 백미는 '걷기'입니다. '걷기'는 신비 그 자
체입니다. 너무도 많은 신비와 효능들이 '걷기'에 들어 있
습니다. '걷기'는 생각을 깊게 합니다.

아리스토텔레스 학파를 '소요학파'라고 합니다. '걷
는 학파'라는 뜻입니다. 루소가 말하기를 "걸음이 멈추면
생각이 멈춘다"고 하였습니다. 탈레스는 생각에 잠겨 걷
다가 우물에 빠지기도 하였고, 소크라테스는 걷다가 사
람들을 붙잡고 대화를 나누었습니다. 칸트는 매일 같은
시간에 산책을 나가 걸었습니다.

걷는 속도가 체험의 속도입니다. 빠르게 달려가는 자동차에서 보는 세계를 우리는 제대로 경험할 수 없습니다. 그러나 걷는 세계에서 세상은 우리에게 그대로 경험됩니다. 들에 핀 꽃 한 송이를 들여다보기도 하고, 갈라진 길 앞에 서면 어디로 갈지 고민에 잠기기도 합니다. 지나가는 사람들의 표정 속에서 그 사람의 마음을 헤아려 보기도 합니다. 걸으면 자연도 말을 걸고, 사람도 자세히 보이고, 내 마음 상태도 보입니다. 또한 걷기는 우리의 마음을 잔잔하게 합니다. 하나님은 당신의 백성들을 광야에서 40년 동안이나 걷게 하셨습니다. 그 걷기의 목표를 낮추심이라고 합니다. 하나님 앞에 완전히 무릎 꿇은 인생이 되게 하시려는 의도라는 것입니다.

'걷기'에는 사람의 마음을 낮아지게 하는 신비가 있습니다. 교만하고 이기적인 야곱이 형 에서를 피해 도망가다가 하나님을 만난 것은 야곱이 길을 걸어가는 때였습니다. 모세 역시 걷다가 호렙산에서 하나님을 만났습니다. 아브라함과 이삭과 야곱은 정착하는 사람들이 아니라, 걸어 다니는 유목민들이었습니다. 아브라함은 자신의 정체성을 나그네라고 하였습니다. '길을 걷는 사람들'이 이스라엘의 정체성이라는 것입니다.

40년의 길을 걷던 이스라엘은 가나안을 정복하였습니다. 그러나 가나안에 정착하고 걷기를 포기한 이스라엘은 정복당하는 민족이 되고 말았습니다. '걷기'를 포기한 인생이 되었을 때, 하나님 앞에 교만해지고, 현실에 길들여지는 인생이 되었습니다.

걷기는 인간을 가장 인간답게 합니다. 가장 이상적인 인간은 어떤 사람일까요? 과거, 현실, 미래 어디에도 매이지 않은 채 오늘을 살아가는 사람이라고 생각합니다. 또 동시에 너무 형이상학적이지도, 형이하학적이지도 않는 조화로운 사람이라고 생각을 합니다. 그 이상적인 인간상이 나타나는 형태가 바로 '걷기'입니다. 우리가 '걷기'를 하면 발은 땅을 딛고 서게 됩니다. 형이하학이 됩니다. 허리는 꼿꼿이 서게 되고, 머리는 하늘을 향한 형이상학이 됩니다. 그리고 눈은 다가오는 미래를 바라봅니다. 팔은 앞뒤로 휘저으면서 과거와 현재와 미래를 왔다 갔다 합니다. 걷는 순간순간이 형이상학과 형이하학의 조화이며, 과거를 밀어내고 미래를 끌어당기면서 현재를 살아가는 신비입니다. 걷는 사람은 하늘이 되고, 땅이 되고, 과거도 되고, 현재도 되고, 미래도 됩니다. 과거에 묶이지 않고, 미래에도 압도되지 않은 행복한 오늘을 사는 사람! 현실에 뿌리를 박고 살아도, 보이지 않는 세계를 염두에 두는 사람! 가장 이상적인 모습의 인간이 '걸어 다니는 사람'입니다.

사람은 걸을 때 몸의 막힌 곳이 뚫리게 됩니다. 발바닥의 신경망이 자극되어 오장육부가 반응을 합니다. 뇌도 활성화됩니다. 걸으면 우울증이 치료되고, 고혈압이 좋아집니다. 당뇨가 개선됩니다. 하버드 의대에서 발표한 연구에 의하면 걷기가 심장 마비를 37퍼센트 감소시키고, 장암을 50퍼센트 줄였으며 유방암을 20퍼센트 감소시켰다고 합니다. 그리고 무엇보다 가장 중요한 제2의심장, 허벅지와 무릎을 강하게 해서 체력과 활력이 높아지고, 몸 전체의 균형을 잡아줍니다. 또한 걷기를 통해배출되는 땀으로 몸의 노폐물이 씻겨 나갑니다.

바디 바이블

걷기는 신비의 연발입니다. 하나님이 우리에게 허락하신 놀라운 은총들을 경험하는 길이 우리의 무릎에 있습니다. 걷는 삶, 튼튼한 무릎이 될 때, 걸어 다니는 작은 일상이 곧 신비의 세계로 들어가는 문이 되는 것입니다.

약한 무릎이
되어간다는 것

"여호와는 말의 힘이 세다 하여 기뻐하지 아니하시며 사람의 다리가 억세다 하여 기뻐하지 아니하시고 여호와를 경외하는 자들과 그의 인자하심을 바라는 자들을 기뻐하시는도다"

시편 147:10-11

하나님은 힘이 센 말을 기뻐하지 않으시고, 사람의 억센 다리도 기뻐하지 않으신다고 합니다. 이 말씀은 사람의 다리를 억세게 해줘야 하는 정형외과 의사인 제 입장에선 매우 난처한 말씀입니다. '내가 지금 하는 일이 하나님을 기쁘시게 하는 일이 아닌가?' 자문하게 됩니다. 물론 문자 그대로 인간의 다리를 의미하는 것은 아닐 것입니다. 하나님을 의지하지 않고, 자기 자신을 의지하려고 하는 불신앙적인 태도를 지적하는 말씀일 것입니다.

그런데 저는 이 말씀 속에서 하나님의 마음을 느끼게 됩니다. 실제로 인간의 무릎은 연약하게 창조되었다는 것입니다. '무릎을 아껴라'라는 말이 있습니다. 아끼라는 말은 한도가 정해져 있다는 뜻입니다. 무한 생성되는 것이 아니라, 그 양이 정해져 있으니 아껴서 쓰라는 뜻입니다.

실제로 무릎의 수명은 정해져 있습니다. 스무 살 이후부터는 무릎뼈의 칼슘이 빠져나가고, 무릎의 쿠션 역할을 하는 연골이 닳게 되어 있습니다. 이 연골은 스스로가 생성할 수 없는 한계를 가지고 있습니다.

결국 인간은 나이가 들면서 그 수명이 닳는 것처럼, 연골이 닳고 스스로 걸을 수 없는 지경으로 가게 되어 있다는 뜻입니다. 인간의 무릎 수명은 생성하다가 약해지는 쇠약의 길을 걷다가 마침내 그 수명이 다해 없어지게 되는 것입니다.

히브리어에서 '복'을 의미하는 가장 기본적인 단어는 '바라크'입니다. 그런데 '바라크'에는 '복'이라는 의미 말고 하나의 뜻이 더 있다고 합니다. 그게 바로 '무릎을 꿇다'라는 뜻이라고 합니다. 내 무릎의 연약성을 인정하고, 하나님의 자비와 인자하심 앞에 무릎 꿇은 사람, 바로 그 사람이 가장 복된 사람이라는 것입니다.

예수님의 동생인 야고보에게는 '낙타 무릎'이라는 별명이 있었습니다. 낙타처럼 무릎을 숱하게 꿇어 왔던 흔적이 생생하게 남아 있는 사람이었다고 합니다.

현대인들은 튼튼한 무릎 만들기에 열의를 가지고 있습니다. 튼튼한 다리가 되어 장수하며 세상 곳곳을 여행하며 건강하게 살기를 바라고 있습니다.

하지만 우리가 잊지 말아야 할 것이 있습니다. 우리의 무릎은 닳게 되어 있습니다. 아무리 운동을 많이 하고 수술을 해서 이삼십년 무릎의 수명을 연장시킬 수 있다 하더라도, 결국에 무릎은 바닥이 나고 하나님 앞에 무릎을 꿇어야 하는 숙명과 만나게 된다는 것입니다.

하나님은 우리에게 강한 무릎을 주시지 않았습니다. 우리로 하여금 영원히 의지해도 될 만한 무릎을 허락하지 않으셨습니다. 혈기 많고 건강하던 베드로를 향해 예수님은 이런 운명을 예고하십니다.

"내가 진실로 진실로 네게 이르노니 네가 젊어서는 스스로 띠 띠고 원하는 곳으로 다녔거니와 늙어서는 네 팔을 벌리리니 남이 네게 띠 띠우고 원하지 아니하는 곳으로 데려가리라"(요한복음 21:18)

베드로의 운명이 우리의 운명입니다. 내 무릎을 내가 주장하지 못하게 되는 것! 내가 가고자 하는 그곳을 내가 갈 수 없게 되는 것! 아무리 거부해도 우리는 늙는다는 이유로, 죽게 된다는 이유로 그 운명 속으로 들어가게 되는 것입니다.

그러나 그렇게 약해져 가는 무릎이 축복입니다. 내

가 가고자 하는 무릎은 하나님께 드리고, 하나님이 가시고자 하는 그곳으로 가는 것이 참된 축복입니다. 제 발로 서던 무릎이 약해지고, 점점 더 설 수 없는 자신의 약함을 보게 되는 날! 하나님께서는 우리의 연약해진 무릎을 어여삐 여기시고, 그 약함 때문에 하나님을 더 의지하게 될 우리의 굽은 무릎을 기뻐하십니다.

무릎 건강 방법 : 허벅지 근육이 강해지면 무릎이 산다

건강한 삶, 장수를 위해서는 무릎을 아프지 않게 건강하게 유지하는 것이 핵심입니다. 낙타가 튼튼한 무릎을 가지고 있다는 말의 의미는 무릎의 관절이 강하다는 것이 아니고 허벅지의 근육이 발달되어 있다는 뜻입니다. 무릎을 살리는 운동의 핵심은 허벅지의 근육을 키우는 것입니다. 무릎에 관해서 사람들이 제일 많이 물어보는 고민 중에 하나가 달리기가 무릎에 좋지 않냐는 질문입니다.

실제로 한 연구 단체에서 인간의 장거리 달리기와 무릎의 손상 정도를 연구한 적이 있습니다. 오래 달리기가 무릎 건강에 안 좋을 거라는 예상은 빗나갔습니다. 몸에 무리 되지 않게 운동을 하면서 자신의 운동 능력을 효율적으로 상승시킨 사람들은 달리기를 하여도 무릎 관절에 해로운 영향을 끼치지 않는다는 결과가 나왔습니다. 무릎의 건강은 운동에 달려 있습니다. 무리되지 않는 한도 내에서 꾸준히 운동을 해서 허벅지의 근육이 강화되고, 관절에 영양 공급이 충분히 이뤄진다면 건강한 무릎을 가지게 되는 것입니다.

무릎에 무리가 되는 활동

무릎에 무리가 온 것인지 알아보는 기준이 있습니다. 운동 후에 약간의 통증이 오는데, 이는 근육에 오는 피로 때문입니다. 이 피로감이나 통증이 두 시간 이상 지속된다면 무릎에 무리가 되는 운동을 한 것입니다.

① 무리하게 너무 무거운 것을 드는 것은 피해야 합니다.

② 무릎이 아플 때에는 계단을 오르내리는 것을 피해야 합니다.

③ 울퉁불퉁한 곳을 너무 많이 걸어 다니는 것에 주의해야 합니다.

무릎통증의 원인과 치료방법

무릎이 아프거나 통증이 생기는 경우는 두 가지입니다.

하나는 우리가 활동을 하다가 부딪치거나 다쳐서 생기는 것이고, 또하나는 질병으로 인해 생기는 것입니다. 다쳐서 생긴 통증이나 문제는 대부분 자연치유가 됩니다. 그러나 관절염이나 결핵성 관절염, 통풍, 류마티스 관절염 등 질병으로 온 무릎의 문제는 그 질병을 해결하지 않으면 좋아지지 않습니다.

일시적 통증의 경우: 해결방법은 R.I.C.E.

타박상과 같이 다쳐서 멍이 들었지만 해당 부위의 움직임에는 문제가 없는 경우에는 대부분 R.I.C.E. 라는 조치만 잘 해주면 자연스럽게 회복됩니다. 즉 쉬고—Rest, 시원하게 해 주고—Ice, 압력을 가하고 —Compress, 부위를 높여 주면—Elevation 해결됩니다.

심각한 통증의 경우 치료방법

다쳤는데 다리가 덜렁덜렁한 것 같고 붓고 멍들고 움직이기 힘들 때는 병원에 가야 합니다. 집에서는 해결되지 않습니다. 병원에서 엑스레이, MRI 등을 해봐야 합니다. 우리 몸은 1-2주일 안에 치유되도록 창조되었습니다. 그렇지 않는 경우 병원에 가서 진단을 받아야 합니다.

① 약물·주사 치료: 류마티스 관절염, 통풍성관절염, 루푸스 등 특별히 다친 것이 없이 문제가 생긴 경우에는 병원에 방문해 치료를 받게 되는데, 1차적으로는 약물 치료를 하게 됩니다. 진통제, 소염제, 근육이완제 등이 여기에 해당됩니다. 근육의 혈액 순환을 도와주기도 하고, 염증을 떨어뜨려 주기도 합니다. 때로는 강력한 소염제인 뼈주사라고 알려진 스테로이드를 사용하기도 합니다. 이 약을 쓰면 붓기가 순식간에 확 빠집니다. 그런데 문제는 계속 쓰게 될 경우 뼈와 연골이 약해집니다. 실제로 뼈주사는 뼈에 놓는 것이 아닙니다. 관절, 인대, 힘줄 등에 놓는 것입니다. 그걸 많이 맞으면 뼈가 약해진다고 해서 뼈주사라고 불리고 있습니다. 단기적으로는 효과가 좋지만 계속 사용하게 되면 뼈와 연

바디 바이블

골이 약해지는 단점이 있어서 요즘에는 많이 사용하고 있지 않습니다. 또 연골주사를 쓰기도 합니다. 약이 아니라 일종의 윤활제입니다. 무릎이 부어서 아플 때 이 연골주사를 넣으면 부딪히는 것들이 부드러워집니다.

② 시술 또는 관절내시경수술: 약물 치료가 힘든 경우에는 시술, 또는 수술 치료를 하게 됩니다. 예전에는 무릎 절개를 하면서도 치료가 어려운 경우가 많았지만 요즘에는 절개를 하지 않고 관절내시경 시술을 통해서 효과적인 치료를 할 수 있게 되었습니다. 7밀리미터 정도 되는 구멍을 뚫고 내시경을 통해 안쪽에 있는 연골판, 십자인대, 오도독뼈 깨진 것들을 정리해 주고, 줄기세포가 흘러나올 수 있도록 할 수 있습니다. 치료 기술이 발전한 것입니다. 예전에는 이런 치료가 안돼서 다리가 휘어진 사람들이 많았지만, 현재는 비교적 쉽게 예방할 수 있게 되었습니다.

③ 연골판이식술: 만일 위와 같은 치료법으로도 되지 않을 경우에는 다른 사람의 연골판을 사용하기도 합니다. 다른 사람이 기증한 연골판을 특수한 초저온 냉동고에 보관했다가 사용하게 됩니다. 제가 미국에 있을 때 한 발레리나의 무릎이 심하게 망가진 경우가 있었습니다. 그녀의 소원은 다시 한 번 프리 마돈나의 자리에 서는 것이었습니다. 그 때 타인의 연골판으로 수술을 해 준 적이 있습니다. 그 수술 덕에 그녀는 다시 한 번 감격의 눈물을

흘리며 무대에 설 수 있었습니다.

④ 줄기세포 연골이식술·인공관절수술: 더 힘든 경우, 줄기세포를 이용한 연골이식술과 인공관절수술을 할 수 있습니다. 가장 흔한 예가 다리 안쪽이 심하게 휘어져서 보행이 불편한 경우입니다. 무릎의 안쪽이 망가져서 휘게 되는데 이렇게 되면 O자형 다리로 걷게 됩니다. 주사를 놔도 좋아지지 않습니다. 이런 경우에는 인공관절수술을 하기도 합니다. 요즘에는 우주복 같은 장비를 입고 감염도가 제로인 무균실에서 수술을 하는데 아주 효과가 뛰어납니다. 세라믹으로 코팅된 황금색의 인공관절을 쓰면 엉덩이관절에서는 그 수명이 30년 가까이 갑니다. 무릎관절에서도 잘 구부러지면서 오래 쓸 수 있는 인공관절입니다.

연골손상의 원인

관절염의 역사는 인류가 시작된 역사와 늘 같이했다고 해도 과언이 아닙니다. 과학자들이 밝혀낸 바에 의하면 네안데르탈인들에게도 관절염이 있었고, 이집트의 벽화 속에서도 관절염을 묘사하고 있습니다. 우리나라의 경우 구체적으로 관절염 환자가 급증한 것을 1970년대 이후로 보지만, 사실은 병으로 보지 않고 그냥 참고 살았을 뿐 선조들의 삶 속에 늘 있어 왔던 것입니다. 그렇다면 연골판이나 연골이 손상되는 원인은 무엇일까요?

① 가장 큰 원인은 세월입니다. 나이 드는 세월 동안 무릎을 사용하면서 연골이 닳게 되는 것입니다. 마치 타이어를 오래 쓰면 마모되는 것처럼, 우리 몸의 연골판과 연골도 세월 속에서 닳고 찢어지고 손상을 입게 됩니다.

② 과체중도 원인이라고 할 수 있습니다. 짐이 무거우면 타이어가 빨리 닳는 것과 같은 이치입니다.

③ 과도한 운동입니다. 너무 무리하게 걷거나 뛰거나 하는 경우, 관절은 쉽게 염증을 일으키게 됩니다. 운동선수들을 보면 관절에 무리가 가는 사례들이 많이 있는데, 특히 미세한 충격들이 쌓이고 누적되어서 연골판이 손상되었다가 연골까지 망가지는 경우가 많습니다.

④ '앉아 있는 문화'입니다. 실제로 관절염 환자들은 관절을 펴는 문화를 가진 서구보다 관절을 접는 문화인 동양인들에게 더 많이 찾아오는 증상입니다. 좌식 생활이라고 하지요? 우리나라 같은 경우 양반다리를 하고 앉아서 오랫동안 식사를 합니다. 방에서도 침대 없이 사는 경우들이 많아서 방바닥에 앉아 있는 경우들이 많습니다. 특히 남자들보다 여자들에게 관절염이 더 많은 것도, 남자들보다 허벅지 근육이 약한 이유도 있겠지만, 쪼그려 앉거나 무릎을 접는 일이 남자들보다 더 많기 때문입니다.

연골건강 유지방법: 무릎을 저축하는 습관

우리 관절은 세월이 감에 따라 약해지게 되어 있습니다. 20세부터는 연골이 닳기 시작합니다. 40세가 넘으면 20대 때보다 재생능력이 50퍼센트 정도 줄어들게 됩니다. 그리고 70세가 넘으면 몇 퍼센트 남지 않게 되어 있습니다. 그러니까 연골이 퇴행되지 않게 하는 방법은 없다는 것입니다.

그렇지만 퇴화가 진행되는 속도를 늦출 수는 있습니다. 제가 이야기하는 여덟 가지 방법을 실천해 보신다면 10년, 20년은 무릎의 기능을 저축할 수 있습니다.

① 과체중이 되지 않아야 합니다. 자신의 몸무게에서 5킬로그램만 줄여도 관절염에 걸릴 확률이 반으로 줄어듭니다.

② 술과 담배를 멀리해야 합니다. 특히 담배는 관절에 아주 안 좋습니다. 술은 간과 콩팥을 상하게 하고 뼈를 약하게 만듭니다.

③ 좌식보다는 입식 문화를 생활화해야 합니다. 양반다리, 쪼그려 앉는 자세보다 되도록이면 관절을 펴는 자세가 습관이 되어야 합니다.

④ 5식을 피해야 합니다. 야식, 간식, 외식, 폭식, 과식을 말합니다. 관절염은 특히나 먹는 식습관과 아주 깊은 연관을 가지고 있습니다.

⑤ 무리되지 않는 적당한 운동을 해야 합니다. 연골의 경우, 닳아 없

어질까 봐 아예 쓰지 않으려 하는 분들이 있습니다. 그런데 연골
은 많이 써도 망가지고, 아예 쓰지 않아도 망가집니다. 적당하게
운동을 해야 좋다는 겁니다. 20분에서 30분 정도 걷기나 수영
같이 무리되지 않는 선에서 운동을 하면 됩니다. 특히 대퇴골 근
육을 강화해 줌으로써 무릎에 부담을 줄여 주는 효과를 잊지 말
아야 합니다.

⑥ 자세를 자주 바꿔 주어야 합니다. 같은 자세로 20-30분 이상 유
지하지 말고 접혔던 부분들을 스트레칭으로 쫙 펴 주는 일이 아
주 지혜로운 방법입니다.

⑦ 관절에 이상이 느껴진다면 절대로 참거나 방치하지 말고 신속
히 병원에 오셔서 진단을 받아야 합니다.

9장

발 Foot 묵상

발이 되라는 말씀

"예수께서 이르시되 이미 목욕한 자는 발밖에 씻을
필요가 없느니라 온몸이 깨끗하니라 너희가 깨끗하
나 다는 아니니라 하시니"

요한복음 13:10

인간을 기하학적으로 표현한다면 동그라미와 네모
와 세모라 할 수 있습니다. 동그라미는 머리를 형상화한
표현이고, 네모는 우리의 몸통을 말합니다. 그리고 세모
는 앉아있는 사람의 다리 모양입니다.

머리를 잘 쓰는 사람은 동그라미 세계관이라 할 수
있습니다. 동그라미는 기하학적 구조상 잘 굴러갑니다.
머리에 중심을 둔 세계관은 지식과 정보에 따라 입장이

달라지고 생각이 변하기가 쉽습니다.

몸통에 중심을 둔 사람은 감정형 인간, 네모형 인간이라 할 수 있습니다. 생각과 이성보다 감정이 앞서는 사람의 세계관입니다. 많은 것을 느끼고 공감할 줄 아는 감정이 풍부한 사람입니다. 그러나 이 또한 그 안정성이 깨지기 쉽습니다. 네모는 넘어질 수 있습니다.

가장 견고한 기하학적 구조는 피라미드와 같은 세모형 구조라 할 수 있습니다. 힘의 중심을 아랫배 밑인 다리에 두고 있는 사람입니다. 이성과 감정보다 행동과 실천에 빠른 사람입니다. 가만히 앉아 책을 읽는 것으로 지식을 체득하는 사람이 아니라, 발로 뛰어 보고, 행동해 봐서 체험을 통해 아는 사람입니다. 이런 종류의 세계관을 가진 사람은 잘 변하지 않습니다. 흔들리지 않습니다.

신앙의 세계는 머리로 안 것을 가슴으로 느끼고, 가슴으로 느낀 것이 발까지 내려가는 세계입니다. 알고 느낀 것을 실천하며 살아가는 세계입니다.

성경을 보면 예수님께서 제자들에게 구체적으로 세

례를 베푸는 장면은 나오지 않습니다. 오히려 예수님이 세례 요한에게 세례 받으십니다. 그리고 제자들은 세족식을 받습니다. 세례는 예수님이 받으시고, 세족식은 제자들이 받는 설정으로 복음서에 나타나고 있습니다.

이와 같은 설정은 요한복음 13장 세족식에서 그 의미를 드러내 줍니다. "주여 주께서 내 발을 씻으시나이까. 절대로 씻지 못하십니다"라는 베드로의 말에 예수님은 "내가 너를 씻어 주지 아니하면 네가 나와 상관이 없느니라"고 대답하십니다. 이 말을 들은 베드로는 "그럼 내 발뿐 아니라 손과 머리도 씻어 주옵소서"라고 합니다. 그러자 예수님께서 이렇게 말씀하십니다. "이미 목욕한 자는 발밖에 씻을 필요가 없느니라."

왜 머리는 씻기지 않으시고, 발만 씻으라 하시는 걸까요? 머리는 예수님이 되시고, 우리는 발이 되라는 말씀이라고 묵상해봅니다. 예수님을 머리로 받아들인 사람은 이제 예수님의 발이 되어야 합니다. 십자가의 율법 세례를 받으신 분은 예수님이십니다. 우리가 그리스도

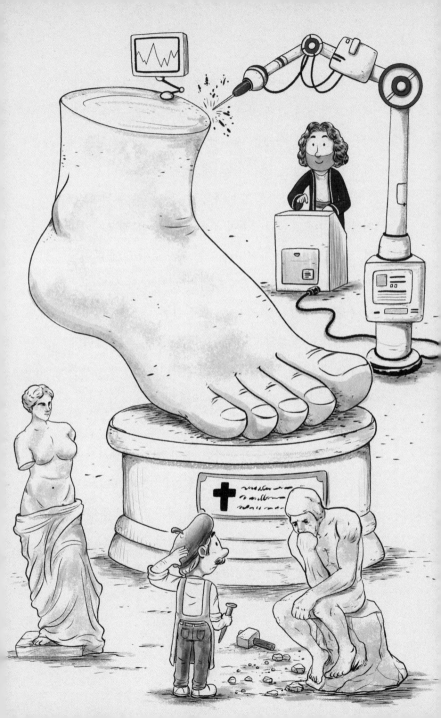

안에서 세례를 받은 것은 나의 머리 됨, 나의 주인 됨이 제거된 것을 의미합니다. 그리스도와 함께 죽은 '나'에게 '나의 머리'는 없습니다. 예수님이 우리의 머리로 오시고 우리는 그분의 발로 내려오는 것입니다.

"나를 머리로 받아들인 너희들의 과제는 오직 하나! 나의 발이 되는 것이다. 나의 발이 되어 내가 명령하는 곳으로 가야하고, 내가 하고자 하는 그 일을 해야 한다!" 즉, 머리가 생각과 방향을 주관하는 기관이라면, 발은 그 머리의 명령을 행동으로 옮기는 수행기관인 것입니다. 내가 머리에 앉아 있다면 동그라미 세계관과 같이 변하기 쉽고 흔들리기 쉽습니다. 내가 머리로 있으면 생각이 변하고, 마음이 변하고, 의지가 변합니다. 예수님이 머리로 오셔야, 변함이 없는 것입니다.

그리스도인은 가치관, 세계관과 인생관이 예수 그리스도에게 완전히 장악된 사람들입니다. 그럼 이제 남은 것은 우리의 발입니다. 발이 그리스도께 장악되어 그분과 함께 거룩한 명령을 수행하는 인생이 되는 것입니다.

발에 새기는
영혼의 모습

"하나님이 이르시되 이리로 가까이 오지 말라 네가
선 곳은 거룩한 땅이니 네 발에서 신을 벗으라"

출애굽기 3:5

우리 몸에서 발이 차지하는 부피 면적은 2퍼센트 밖
에 되지 않습니다. 그만큼 부피를 적게 차지하면서도 엄
청나게 비중 있는 역할을 담당하고 있는 것이 인간의 발
입니다. 사실상 우리 몸의 모든 무게를 밑바닥에서 다 받
치고 있는 것이 발이고, 더럽게 느껴지는 땅에 실제적인
접촉을 하고 있는 곳도 발입니다. 그럼에도 우리 몸에서
가장 천대받고 무시당하는 부위가 발입니다.

일단 구조적으로도 발은 머리에서 가장 말단에 속해
있습니다. 손이나 얼굴에는 조금만 상처가 나도 병원에
갑니다. 그런데 발은 그냥 양말로 가리거나 신발로 가리
고 다닙니다. 굳은살이 박여 못생겨지고, 가장 피곤해도

좀처럼 손이 가지 않는 곳이 발입니다.

인류사를 보더라도 사람들은 발을 천대했습니다. '내 발 앞에 무릎을 꿇어라'는 말도, 내 가장 미천한 곳보다 더 못한 곳으로 엎드리라는 뜻입니다. '내 발바닥이나 핥아라'고 하기도 합니다. 힌두권에서는 무시할 때, 신었던 신발을 상대에게 벗어던집니다. 가장 심한 모멸의 표시입니다. 성경에서도, 하나님은 모세나 여호수아에게 발에 신고 있던 신을 벗으라고 하십니다. 유독 발과 접촉된 부분을 부정하다고 하십니다. 특히 우리나라의 경우, 일본인들을 비속어로 쪽발이라고 깎아서 부르기도 했습니다. 일본인들을 비하하는 말을 발에 비유한 것입니다.

예수님께서 제자들의 발을 씻어 주셨을 때, 베드로는 예수님의 그 호의를 쉽게 받아들이지 못했습니다. 왜냐하면, 가장 비천한 곳을 발이라고 생각했기 때문입니다. 그 가장 비천한 발 앞에 무릎을 꿇고 발을 씻기시는 예수님의 모습이야말로 겸손의 상징이 되는 이유는, 발이라고 하는 곳이 그만큼 무시되는 부위라는 것을 뜻합니다.

그러나 역설적이게도 예수님이 제자들의 몸을 어루만져 주신 부위는 손이나 얼굴이 아니었습니다. 가장 비천한 발이었습니다. 하나님께서 모세를 부르실 때에도 "네가 선 곳은 거룩한 곳이니 너는 신을 벗으라"고 하셨습니다. 발을 내어놓으라는 것입니다. 하나님이 모세에게 원하신 것은 불어터진 발, 있는 그대로의 발이었습니다.

복음은 역설입니다. 복음은 잘나고 반듯하고 건강하다고 하는 사람에게는 미련해 보입니다. 자기가 머리 구실을 하려는 사람들, 자기의 사상과 상식을 고집하는 사람들에게 십자가의 도는 어리석어 보입니다. 오히려 십자가의 도는 못나고, 울고, 상하고 가슴 찢어진 사람들, 고아와 과부와 세리 같이 부정해 보이는 사람들에게 구원하는 능력이 됩니다.

예수님은 머리에 앉은 교만한 자들을 버리십니다. 불어터지고, 찢기고 상한 발들을 사랑하십니다. 그들을 잃어버린 양이라고 찾아다니십니다. 거울은 내 온몸을 비춰 주지만, 발은 보여 주지 않습니다. 가장 미천한 발바닥은 보여 주지를 않습니다. 그 보이지 않는 내 발의 형상이 진짜 내 모습입니다. 내가 걸어온 삶의 형상이 발에 새겨져 있습니다. 내가 예수님을 향해 가진 신앙의 모습이 발에 기록되어 있습니다.

제 아버님께서 돌아가시기 전, 저희 병원에서 아버님을 모시고 있었을 때, 제 가슴을 가장 아프게 했던 부위는 앙상하게 마른 아버지의 발이었습니다. 80년 넘는 세월의 무게를 묵묵하게 걸어오셨던 아버지의 발! 일제 강점기를 살아내시고, 6.25전쟁과 산업화 시대를 뛰어다니시며 아픈 환자들을 돌보셨을, 그 발의 수고 앞에서 저는 부끄러움을 느꼈습니다. 아버지의 발로 걸어내신 삶의 아름다운 거리만큼 나도 걸어갈 수 있을까? 그토록 아름다운 삶을 살아내시고 그 영광을 천국 너머로 유보시킨 저 앙상한 발처럼 나도 겸손할 수 있을까?

예수님의 형상을 새기고 가신 아버지처럼, 제 발도 예수님을 닮아가기를 기도해 봅니다. 이 발에 새겨지는 영혼의 모습을 주님께서 인정해 주시기를 소망해 봅니다.

세상에서
가장 아름다운 발

"그런즉 그들이 믿지 아니하는 이를 어찌 부르리요
듣지도 못한 이를 어찌 믿으리요 전파하는 자가 없
이 어찌 들으리요 보내심을 받지 아니하였으면 어
찌 전파하리요 기록된 바 아름답도다 좋은 소식을
전하는 자들의 발이여 함과 같으니라"

로마서 10:14-15

우리의 발은 비천한 것 같지만, 사실은 가장 심오하
고 아름다운 하나님의 최대의 걸작이라 할 수 있습니다.
우리가 잘 아는 천재 화가이자 과학자 레오나르도 다빈
치는 "인간 공학 상 최대의 걸작이자, 최고의 예술품은
발"이라고 했습니다.

인간의 발의 구조가 바로 이 주장을 잘 뒷받침해 주
고 있습니다. 하나님은 우리의 발을 대단히 경제적이고
정확하게 활동할 수 있게 만들어 주셨습니다.

발은 각각 26개의 뼈로 되어 있고, 도합 52개의 뼈를 가지고 있습니다. 인간의 뼈 206개 중에서 25퍼센트를 차지합니다. 또한 양쪽 38개의 근육과 양쪽 모두 214개의 인대와 수백 개의 혈관으로 이루어져 있습니다. 발의 구조를 보면 크게 앞발과 중간발, 그리고 뒷발로 이루어져서 체중을 골고루 받쳐 주면서 걸을 때 충격을 흡수해 주는 역할을 합니다. 발가락들은 운동성이 많습니다. 체중을 한쪽에서 다른 쪽으로 옮겨 주는 지렛대 역할과 앞으로 밀고 나가는 추진력 역할을 해 줍니다.

발등은 이 모든 동작들을 매끈하고 유연하게 움직일 수 있게 해 주는 역할을 합니다. 특히 종족골은 아치형의 구조로 되어 있어 충격을 완화해 줍니다. 점프를 하고 뛰어내려도 충격을 흡수하는 놀라운 구조를 가지고 있습니다. 또한 발뒤꿈치는 발에서 가장 큰 뼈로 되어 있어 몸을 지탱해 주는 중심 역할을 해 줍니다. 발에만 관여하고 있는 근육이 38개이고 인대만 214개가 붙어 있습니다. 우리가 걸어가는 그 단순한 행동 하나에도 이렇게 수많은 복잡한 인공 공학이 작용하고 있는 것입니다.

사람의 발은 걸을 때 몸무게의 세 배를 버텨 냅니다. 뛸 때는 일곱 배의 무게를 견뎌 냅니다. 인간의 발은 지구를 세 바퀴 이상을 돌 수 있을 만큼의 능력을 가지고 있다고 합니다. 10만 킬로미터 이상을 걸을 수 있다는 이야깁니다.

하나님께서 왜 이렇게 놀라운 발을 우리에게 주셨을까요? 그 이유는 간단합니다. 걸으라는 뜻입니다. 최첨단의 자동차를 소유했으면서도 차고에 보관만 해 두고 쓰지 않는다면 이처럼 어리석은 사람이 있을까요? 우리는 인간이 만들 수 있는 그 어떤 것도 따라올 수 없는 최고의 발을 선물로 받았습니다.

그런데 그냥 무작정 걷는 것이 아닙니다. 이토록 최첨단의 발을 선물로 받았다고 한다면, 우리의 발은 그 가치의 진가를 드러내며 걸어야 합니다. 바울은 세상에서 가장 아름다운 발을 '좋은 소식을 전하는 자들의 발'이라고 했습니다. 그 아름다움과 형언할 수 없는 기쁨은 좋은 소식을 전해 보지 않고서는 알 수가 없습니다.

저희 부부가 하나님께 서원을 하고 병원을 개원한 지 20여 년이 되었습니다. 그때 우리가 서원하며 기도했던 것은 돈 많이 버는 병원이 아니라, 돈 벌어서 봉사하고 인류애를 전하는 병원이 되자는 것이었습니다. 여전히 부족하지만 그 비전과 서원에 이끌려서 지금까지 달려왔습니다. 그동안 다녔던 국내·외의 수많은 병든 곳들이 주마등처럼 지나갈 때가 있습니다. 가장 '나' 다웠을 때가 언제였을까? 가장 '나'이고 싶은 순간이 언제였을까? 하는 물음을 던질 때면, 늘 의료봉사를 했던 곳들이 떠오릅니다.

지진으로 가족을 잃고 피멍 든 가슴을 움켜쥐고 앉아 있던 아이티 사람들, 길바닥에 널브러져 퀭한 눈으로 우리를 우러러보던 난민들, 네팔 소녀들의 초점 없는 눈동자, 뼈만 앙상하게 남아 나무토막 같이 비틀비틀 걸어오던 아프리카 사람들!

예수가 없는 사람들, 예수가 필요한 사람들, 예수를 갈망했던 사람들, 내가 '나'여야 할 사람들, 내가 '나'이고 싶은 그 사람들, 우리가 걸어가야 할 그 사람들입니다.

족쇄에 매여 있는 발을
해방시켜라

"이에 백성은 외치고 제사장들은 나팔을 불매 백성이 나팔 소리를 들을 때에 크게 소리 질러 외치니 성벽이 무너져 내린지라"

여호수아 6:20

죄수가 되면 손과 발에 족쇄를 채웁니다. 죄인의 자유와 의지를 결박시키는 것입니다. 오늘날 현대인들은 아름다움이라고 하는 강박관념으로 발에 족쇄를 채우고 살아갑니다. 이로 인해 생기는 질병이 '무지외반증'입니다. 우리나라 사람들 중 5퍼센트 정도가 이 통증으로 고생을 합니다. 그중에서 여성들이 남성들에 비해 3배 이상을 차지합니다.

여성들이 신는 굽이 높은 하이힐을 보면 이는 발의 역학 구조를 무시하고, 겉모습만을 돋보이게 하려는 의도가 너무도 확연합니다. 하이힐은 과거의 유럽에서 개

똥을 밟고 다니지 않기 위해 신고 다닌 것에서 유래합니다. 그러던 것이 남성들의 종아리 근육을 돋보이게 하려고 신었다가 20세기에 들면서 여성들의 성적 매력을 돋보이게 하려는 상업 전략으로 확대된 것으로 알려져 있습니다. 그리고 지금은 순전히 아름다움을 강요당하는 눈요기로 전락한 것입니다.

여성들이 겪는 발의 고통은 굽이 높은 구두와 밀접한 관련이 있습니다. 이런 구두를 신고 다니면 엄지가 새끼발가락 쪽으로 기울어지게 됩니다. 그럼 둘째 발가락을 옆으로 밀어내어 못이 배기기도 하고, 발가락의 회전 변형이 일어나서 관절염이나 탈구를 동반하기도 합니다.

우리 발에서 엄지발가락은 40퍼센트의 일을 합니다. 엄지발가락이 핵심적인 역할을 하고 있는 것입니다. 그런데 굽이 높고 폭이 좁은 구두가 엄지를 구속하게 됨으로써 무지외반증이 발생되는 것입니다. 무지외반증을 그냥 둬서 좋아지는 경우도 있습니다. 하지만 발목이 흔들릴 정도가 되면 관절염이 빨리 오게 됩니다.

이외에도 발가락에 무좀이 생기기도 합니다. 신발 안이 습해져서 피부사상균이 생기게 되는데 이 균이 발의 각질 속에 들어가면 잘 나오지도 않고 무좀을 더 심하게 진행시킵니다. 발가락 사이에 껍질이 벗겨지기도 하고, 물집이 생기기도 합니다.

우리의 발은 늘 지면에 닿아 자극을 받고 있습니다. 우리의 내부 장기들과 연결되어 있는 신경점들이 발바닥과 발가락에 자리를 잡고 있습니다. 발이 잘못되면 변형이 일어나고, 활동능력이 떨어지고 신진대사가 저하됩니다. 발은 자유로워야 합니다. 아름다워지기보다는 자유로워야 합니다. 다른 사람들의 강요된 시선 앞에 자신의 발을 구속하는 인생은 자기의 건강을 포기하는 것과 다르지 않습니다.

우리의 발을 구속하고 있는 것들은 신발뿐만이 아닙니다. 고정 관념의 족쇄, 생존이라는 족쇄, 이데올로기라는 족쇄가 우리를 구속하고 있습니다. 우리의 발목을 붙잡고 거룩한 길을 걷지 못하게 하는 수많은 족쇄들이 존

바디 바이블

재합니다.

구원이란, 족쇄를 푸는 것입니다. 여호수아의 명령을 따라 제사장들이 나팔을 불었을 때, 여리고를 구속하고 있는 족쇄가 무너졌습니다. 제사장들이 분 양각 나팔의 뜻이 '희년'이라고 합니다. 해방이라는 것입니다. 죄와 사망과 이데올로기에 묶여 있는 족쇄에서 해방되는 것이 구원입니다.

발이 족쇄에 채워져 있으면 머리의 명령을 따를 수가 없습니다. 걸으라 해도 걸을 수 없고, 뛰어라 해도 뛸 수가 없습니다. 우리의 발은 해방되어야 합니다. 시대의 이데올로기로부터, 생존에 대한 강박 관념으로부터, 돈과 명예와 권력에 사로잡힌 욕망으로부터, 불안과 염려와 걱정으로부터 해방되어 자유로워져야 합니다.

가나안이 어떻게 해방되었습니까? 구속되었을 때 해방되었습니다. 예수 그리스도에게 구속되었을 때, 세상의 모든 구속으로부터 자유롭게 되는 것입니다.

사람의 발이
가장 특별한 이유

"보라 처녀가 잉태하여 아들을 낳을 것이요 그의 이
름은 임마누엘이라 하리라 하셨으니 이를 번역한즉
하나님이 우리와 함께 계시다 함이라"

마태복음 1:23

인간의 발은 한계를 가지고 있습니다. 최고의 공학
적 설계로 이뤄졌으나 모든 동물들 중에서 최고의 발은
아니라는 것입니다.

첫째, 아름다움의 측면에서 인간의 발은 진화의 최
정상이 아닙니다. 시각적으로 볼 때도 인간의 발은 아름
답지 않습니다. 고양이의 발이나, 사슴의 발이 훨씬 더
아름답습니다. 사실 인간의 발이 아름답지 못하다는 것
을 인간의 문명이 증명을 합니다. 많은 여성들이 하이힐
을 신는 이유가 그것입니다. 여성들이 하이힐을 신는 이
유는 동물들처럼 종족골을 길게 보여 몸매가 늘씬한 것

바디 바이블

처럼 보이려는 욕구 때문입니다. 동물들이 가진 아름다움을 흉내 내려고 했다는 것입니다.

둘째, 힘의 측면으로 볼 때 인간의 발은 그리 강하지 않습니다. 아무리 사람이 발로 쳐 봐야 곰의 발바닥, 호랑이나 사자, 코끼리의 발을 당해낼 수 없습니다. 인간의 발은 맹수들처럼 날카로운 발톱도 가지고 있지 못합니다. 아무리 강한 UFC 선수라 해도, 날카로운 발톱을 가진 맹수를 당해낼 수가 없습니다.

셋째, 스피드 면에서도 인간의 발은 최고가 아닙니다. 100미터를 9.58초에 달리는 '우사인 볼트'의 빠른 발도 아무리 빨라 봐야 시속 40킬로미터 정도밖에, 그것도 아주 잠깐밖에 내지 못합니다. 순간 속도를 120킬로미터까지 끌어올리는 치타의 입장에서 보자면, 인간의 수준은 형편없는 겁니다.

진화론의 관점으로 설명한다면 인간의 뛰어난 점은 설명될 수 없습니다. 머리가 뛰어나다 하겠지만, 그건 부분에 지나지 않습니다. 뇌 기능에서도 돌고래가 훨씬 뛰어난 부분들이 있습니다. 개는 발달된 후각을 가지고 있습니다. 그 관점에서 보자면, 인간은 개보다 200배나 덜 진화된 미개한 종족인 것입니다. 기린의 입장에서 인간의 짧은 목은 한심하기 그지없습니다. 2미터가 넘는 인간도 기린이 볼 때는 꼬마에 지나지 않습니다. 물고기가 물에 빠져 허우적대는 인간의 모습을 보면 한심하고 아둔하다고 느낄 것입니다.

우리 인간들이 인간의 기준에서 다른 동물들을 보고 자신의 우수성을 자화자찬하는 것 자체가 인간의 이기적인 사고방식입니다.

쓰나미 혹은 지진이 일어나 수십만 명의 사상자가 생겼음에도 동물의 시체는 거의 나오지 않습니다. 그들에게는 인간이 도무지 따라갈 수 없는 또 다른 우수한 기능들이 있어서, 재앙을 직감하고 피했기 때문입니다. 우리 눈에는 그저 징그러운 뱀도, 하루 삼시 세끼를 챙겨 먹어야 일상을 살아낼 수 있는 인간들이 한심할 겁니다. 낙타의 입장에서, 단 두세 시간 물을 못 마셔도 고통스러

위하는 인간이 얼마나 한심하겠습니까?

진화론은 인간의 교만한 자기중심 사고입니다. 천동설과도 같은 유아기적 사고입니다. 하나님은 모든 피조물들을 하나님의 의도와 뜻에 맞게, 모두 소중하게 만드셨습니다.

인간에겐 뛰어난 뇌를 주시고, 치타에겐 스피드를 주시고, 원숭이에겐 나무에 매달리게 하는 능력을 주시고, 물고기들에게는 지느러미를 주셔서 물속을 헤엄치게 해 주셨습니다. 새들에게는 날개를 주어 하늘을 날 수 있게 해 주었습니다. 아무리 하찮은 곤충들에게도 제각각 '네가 그 분야에선 최고'라는 기능들을 주신 겁니다.

그렇다면 다른 동물들과 달리 하나님께서 인간에게만 허락하신 유일한 것은 무엇일까요? 바로 그것이 임마누엘입니다. 하나님은 기린과 낙타, 사자나 곰, 그 어느 동물들과 함께 걸으시지 않습니다. 오직 우리하고만 함께 걸어가기 원하십니다. 요한 웨슬리의 말처럼 "이 세상에서 가장 좋은 것은 하나님께서 우리와 함께하시는 것"

입니다. 하나님께서 우리에게 '이 분야는 네가 최고'라고 하시며 특별한 발을 주신 이유입니다.

발의 목적은
직립보행하는 것이다

"예수께서 이르시되 가라 네 믿음이 너를 구원하였 느니라 하시니 그가 곧 보게 되어 예수를 길에서 따 르니라"

마가복음 10:52

땅에 사는 동물들은 네 개의 발을 가지고 있습니다. 그러나 물속에 사는 동물들은 대부분 발을 가지고 있지 않습니다. 하늘을 나는 새들을 보면 인간들처럼 발이 두 개밖에 없습니다. 또 땅 속에 있는 동물들은 아예 발이 없기도 합니다.

모든 동물들마다 발의 생김새나 용도가 다 다릅니

다. 당나귀는 좁고 높은 발굽을 가지고 있고, 나무늘보는 길고 구부러진 발톱을 가지고 있습니다. 도마뱀의 발에는 빨판 같은 것이 붙어 있고, 오리의 발에는 갈퀴가 있습니다.

이 모든 생김새와 발의 차이들마다 하나님의 조화로운 섭리와 뜻이 들어 있습니다. 새에게는 손 대신 하늘을 나는 날개를 주셨고, 물고기에게는 다리 대신 지느러미를 주셨습니다. 땅 속에 있는 동물들에게는 다리 대신 온몸을 비틀고 추진할 수 있는 유연한 관절을 주셨습니다.

그렇다면 인간의 발은 무엇을 하기 위한 구조일까요? 인간의 발이 다른 동물들과 다르게 가지고 있는 유일한 기능은 바로 직립보행입니다. 직립보행이란 손을 쓰지 않고 두 다리로만 서서 똑바로 걷는다는 뜻입니다. 원숭이나 오랑우탄도 직립보행을 하지만, 인간의 직립과는 차원이 다릅니다. 그들은 서고 걸을 때도 손을 쓰고, 신체 해부학적으로도 똑바로 서는 것이 아닙니다. 또 좌우로 뒤뚱거리면서 걷습니다.

인간은 두 발이 가진 구조와 기능 덕에 똑바로 서서 똑바로 걸을 수 있게 되어 있습니다. 두 발로만 이를 가능하게 함으로써, 인간의 두 손은 완전히 자유롭게 되었습니다. 그 결과 인간은 두 손의 자유로, 끝없이 창의적이고 아주 섬세한 일들을 할 수 있는 특혜를 누린 것입니다.

그 어떤 생명체나 동물도 가지지 못한 인간의 유일한 발구조가 종골(발뒤꿈치 뼈)과 전방으로 곧게 뻗은 엄지발가락, 그리고 아치형의 구조입니다. 이 세 가지 기능이 인간이 걸어갈 때 작용을 합니다. 완벽한 직립보행을 가능하게 하는 것입니다.

엄지발가락으로 체중을 분산시키면서 중심을 잡아 주고, 네 발가락과 함께 걸어가게 합니다. 이때 발의 아치형의 구조는 몸의 체중과 압박감을 스프링처럼 완충시키면서 충격을 흡수해 줍니다. 그리고 종골이 이 모든 균형을 잡아 주고 버티게 해 줍니다. 발목의 관절이 빗나가지 않고 정확히 앞으로 서서 걸을 수 있게 해 줍니다. 우리의 발이 가진 인대와 근육, 뼈의 모든 구조물들이 완벽한 직립보행의 예술을 만들어 내고 있습니다. 직립보

바디 바이블

행은 예술입니다. 길 위에 서서 똑바로 바른길을 걸어가는 발. 이 발이 인간만이 가진 유일한 탁월함입니다.

마가복음 10장을 보면, 길가에 앉아 있는 거지이며 소경인 바디매오 이야기가 나옵니다. 바디매오가 길가에 앉아 있다고 이야기합니다. '길가' 즉, 길이 아닌 곳에 있다는 것입니다. 누가 거지이고, 누가 소경이고, 누가 길이 아닌 곳에 앉아 있는 사람일까요? '예수 밖'에 있는 사람들의 현존입니다. '예수 밖'에 있는 상태가 진리를 보지 못하는 소경이요, 아무런 '의'도 가지지 못한 것이지요. 길과 진리 안에 들어가지 못하고 길 밖으로 팽개쳐진 우리 인간이라는 것입니다.

그런 바디매오가 '예수 안'으로 들어옵니다. 진리를 보게 됩니다. 예수의 의를 가지게 됩니다. 예수를 길에서 따르게 됩니다. 거지가 가진 자가 되고, 소경이 보는 자가 되고, 길 밖에 있던 자가 길 안에 있는 자가 됩니다. 무엇이 그렇게 만들었습니까? 바로 바디매오의 발이었습니다. 바디매오가 '뛰어 일어나' 위를 향해 똑바로 서게

됐다는 것입니다. 직립보행으로 위를 향해 우뚝 선 발이 되었다는 것입니다. 그렇게 우뚝 서서 직립보행하는 발이 되었을 때, 바디매오에게 구원이 임한 것입니다.

　우리에게 고유한 발을 주신 이유는 직립보행 하라는 것입니다. 직립보행은 '길 안'에서 걷는 것입니다. '예수 안'에서 '위를 향해 서는 것'입니다. 사람의 생각은 보이지 않습니다. 그의 생각이 바로 섰는지, 악한지, 우리는 그의 뇌를 볼 수가 없습니다. 그러나 발을 보면 알 수 있습니다. 그의 발걸음이 향하는 곳, 그의 발길이 머무는 곳, 그곳이 그의 생각이며 철학이고 가치관이며 신앙의 모습인 것입니다.

대퇴 이상 감각 증후군의 증상과 치료

"허벅지가 이상하게 남의 살 같다"고 하시는 분들이 가끔 있습니다. 대개 그런 증상이 오면 무슨 병인지 잘 모릅니다. 환자들이 잘 몰라서 손으로 주무르기도 하고, 침을 맞으러 다니기도 하는데, 생각보다 쉽게 낫지 않습니다. 왜냐하면 이유를 모르기 때문입니다. 그냥 이 정도면 괜찮겠지, 그러다 말겠지 하며 그냥 두면 오래가기도 합니다. 특히 욱신거리다가 아예 감각이 없어지거나 가려움이 나타나게 되면 오랫동안 지속되기도 하기 때문에 조심해야 합니다.

우리 몸의 골반 옆쪽에 전상장골극이라는 뼈가 있습니다. 그곳에는 배꼽 밑쪽 골반으로부터 나와서 허벅지로 가는 신경이 있는데, 이곳이 눌릴 경우 대퇴감각신경이 눌린 것입니다. 허벅지의 앞과 옆쪽의 넓은 부분이 마치 걸린 듯 남의 살 같이 느껴지는 이유입니다.

우리가 허리띠를 매면 옆 배의 벨트 밑으로 신경이 내려가는데, 그곳에 신경이 눌리면 허벅지 중간에서 바깥쪽으로 마비가 오게 됩니다. 이게 심각해지면 증상이 석 달을 가기도 합니다. 아프기도 하고,

벌레가 기어다니는 것 같기도 하면서 오래갑니다. 몸에 꽉 끼는 하의를 입고 몸을 앞으로 숙여도 그쪽 신경이 눌립니다. 벨트를 허리 아래쪽의 골반에 걸치도록 매고 헐렁한 바지를 입어도 감각이 이상해질 수 있습니다. 특히 술에 취한 사람들이 몸을 쪼그리고 엎드려 자는데, 그런 자세로 몇 시간이 지나면 감각이 없어지기도 하고 감각이 돌아오는 데 시간이 걸리기도 합니다. 신혼부부인 경우 서로 얼굴 보고 자겠다고 옆으로 누운 자세를 너무 오래 유지하면 대퇴이상 감각 증후군에 걸릴 수 있습니다.

치료방법은 간단합니다. 우선 걱정하지 않는 것이 중요합니다. 그리고 대퇴이상 감각 증후군이 맞는지 물어보고 확인하는 진료가 필요합니다. 대부분 최대한 그쪽 신경이 눌리지 않도록 조심하기만 하면 금방 낫지만 심하면 약을 써서 신경이 눌린 증상을 가라앉히거나 신경계 비타민을 복용해서 낫게 할 수 있습니다.

무지외반증의 증상

무지외반증은 나이 드신 분들이 주로 앓지만 젊은이들도 많이 겪는 증상입니다. 무지외반증은 엄지발톱 쪽이 아니라, 발가락 뿌리 부분에 뼈가 튀어 나오면서 빨갛게 부어오르고 통증을 일으킵니다. 때로는 둘째 셋째 넷째 발톱을 향해서 누워 있는 경우가 있는데 이를 무지외반증이라 합니다. 발의 중심으로부터 바깥쪽으로 방향이 뒤틀린 것입니다. 중족골뼈가 발의 중심에서 바깥으로 벗어나서 엄지발가락이 반대로 중심을 향해서 휘어져 있는 형태로 나타납니다.

무지외반증의 원인

이전에는 버선이나 고무신과 같이 앞쪽이 뾰족하고 발끝을 조이는 신발을 신는 것 때문에 생긴다고 알려져 있으나, 최근에는 상당수가 하이힐 때문에 생기게 됩니다. 그래서 남자보다는 여자들이 많이 걸립니다. 여자들의 경우 하이힐을 많이 신으면 엄지발가락의 중족골이 튀어나오면서 빨갛게 부어오르고 통증이 느껴지게 됩니다. 이런 경우 엄지발가락이 자기 기능을 발휘하지 못하게 되고, 힘이 없어져서, 두 번째 발가락이 그 일을 대신함으로써 통증이 심해지게 됩니다. 더 심해지면 발의 구조가 뒤틀리게 되고, 엄지발가락의 기능이 상실돼 발목과 무릎까지도 통증이 올라오게 됩니다.

흔하지는 않지만, 부모님이 그런 병을 가지고 있는 경우 유전적 현상으로 무지외반증이 나타나기도 합니다.

무지외반증의 치료방법

① 신발을 고를 때 발가락이 들어가는 부분이 넓은 신발을 신는 것이 중요합니다. 그래야 무지외반이 진행되지 않게 됩니다. 무지외반의 각도가 30도가 넘어가기 시작하면, 즉 중족지골간의 각

도가 30도가 넘어가면 엄지발가락에 기능이 저하되기 시작합니다. 이렇게 되면 발이 피곤하고, 발의 구조가 점점 악화되면서 각도가 점점 심해지게 됩니다. 그러다가 40도가 넘어가면, 엄지발가락의 기능이 상실되어 병원에서 수술하는 것 말고는 대안이 없어지게 됩니다.

② 통증이 심하고 열이 날 때에는 시원한 찜질이 좋고, 엄지와 두 번째 발가락 사이에 실리콘으로 된 토스페이서Toes spacer(발가락을 벌려 주는 것)를 착용하면 통증을 줄일 수 있습니다.

③ 심하게 아픈 경우에는 수술이 필요합니다. 이 수술은 튀어나온 뼈를 자르는 수술이 아니라, 엄지의 중족골의 기저부의 방향을 바꿔 주는 수술입니다. 이를 교정절골술이라 합니다. 대부분은 튀어나온 뼈만 자르면 되는 줄 알지만 대부분 실패합니다. 교정절골술을 통해서 뒤틀어진 발의 방향을 바꿔 줘야 깨끗하게 치유될 수 있습니다.

평발의 원인과 증상

선천적으로 발바닥에 있는 뼈들이 약해서 아치를 못 만들게 되는 경우가 있는데 이를 선천성 평발이라 합니다. 이러한 경우에는 걸음이 어려워집니다. 특히 점프와 같은 동작들이 어렵고, 원거리를 걷는 데 어려움을 겪게 됩니다.

나이가 들면서 발의 내측 힘줄들이 약해지면서 생기는 것을 후천성 평발이라 합니다.

발에는 다섯 개의 발가락만 있는 것 같지만, 사실은 26개의 뼈와 33개의 관절로 되어 있습니다. 인대도 100개가 넘는 복잡한 구조입니다. 그런데 이 복잡한 구조가 만들어 내는 형태가 휘어있는 아치형이 되어야 정상입니다. 발의 아치형 구조는 우리가 점프를 하거나 평안하게 다닐 수 있도록 도와주며 몸의 충격을 입지 않게 해 줍니다.

평발의 치료 방법

발의 아치형 구조를 유지하는 것이 치료의 원칙입니다. 그러기 위해서 아치서포트Arch Support 라고 하는 깔창을 사용하는 것이 도움이 됩니다. 발이 심하게 아플 때에는 의사를 찾아 도움을 받고, 평발로 진행되는 것을 사전에 예방하는 것이 중요합니다. 평발이 될 기미가 보인다면 늦기 전에 발을 보정해 줄 깔창을 사용하는 것이 좋습니다.

발이 뒤틀릴 경우 무지외반증이 악화될 수 있고, 발목과 무릎이 아파지기 때문에 발바닥이 정상적인 기능을 잘 유지할 수 있도록 주의해야 합니다.

10장

어깨 Shoulder 묵상

구속 안에서의
자유

"수고하고 무거운 짐 진 자들아 다 내게로 오라 내
가 너희를 쉬게 하리라 나는 마음이 온유하고 겸손
하니 나의 멍에를 메고 내게 배우라 그리하면 너희
마음이 쉼을 얻으리니 이는 내 멍에는 쉽고 내 짐은
가벼움이라 하시니라"

마태복음 11:28-30

독일이 동독과 서독으로 분열되어 있던 시기에 전해
지던 재미있는 이야기가 있습니다. 동독에서 개 한 마리
가 베를린 장벽을 넘어왔습니다. 그러자 서독의 개가 동
독의 개에게 묻습니다. "얘, 너 왜 넘어왔니? 먹을 게 없

어서 넘어왔니? 집이 없어서 넘어 왔니?" 그러자 동독 개가 "아니야. 그런 게 아니야" 라고 대답합니다. 서독 개는 "그럼 왜 넘어왔는데?" 라고 다시 질문합니다. 그러자 동독 개가 이렇게 말했습니다. "모르는 소리 마. 먹을 게 없고 집 없는 거는 견딜 만해. 정작 힘든 게 뭔 줄 아니? 모름지기 개는 짖고 싶을 때 마음대로 짖어야 되는 거야. 동독에선 어디 마음 놓고 짖을 수가 있어야지. 내가 넘어온 건 답답해서 넘어온 거야" 하더라는 겁니다.

우리나라의 경우 북한에서 이탈해 온 사람들이 많이 있습니다. 그들이 북한을 탈출한 이유를 들어보면 한결같이 하는 대답이 있습니다. 그것이 바로 자유입니다.

모든 생명들이 갈망하는 한 가지 주제가 자유입니다. 우리 안에 가둔 침팬지에게 알파벳을 가르쳐서 하고 싶은 말을 쓰게 했더니 그 말 못하는 동물이 쓴 글이 '나를 여기에서 나가게 해 달라'는 말이었다고 합니다. 모든 존재는 '자유 아니면 죽음을 달라'는 구호처럼 자유를 생명처럼 여기는 것입니다.

그러나 예수님은 우리에게 전혀 다른 차원의 자유를 말씀하십니다. 수고하고 무거운 짐진 자들인 우리에게 어떤 자유를 주시느냐 하면 '나의 멍에를 메고 내게 배우라'고 하십니다. 우리에게 자유가 아닌 멍에를 얹어 주시겠다고 하십니다. 저는 예수님이 말씀하시는 이 멍에가 예수 그리스도 안에 있는 '구속 안에서의 자유'라고 생각합니다.

사실 인간이란 존재는 구속받아야 하는 존재입니다. 아기가 태어나서 웁니다. 왜 그럴까요? 숨을 쉬기 위한 것도 있지만, 사실은 불안하기 때문입니다. 아기는 엄마의 자궁 안에서 자유를 느낍니다. 마치 우주를 자유롭게 유영하듯이 아기는 엄마의 양수 속에서 자유를 만끽했습니다. 엄마의 배 속이라고 하는 그 한정된 구속이 아기에게 자유를 주었다는 것입니다. 인간의 자유가 한계와 틀 밖에 있는 것이 아니라, 구속 안에 있다는 것을 말하고 있는 것입니다.

베를린 장벽도 마찬가지입니다. 생각과 입장을 달리해 보면 의미가 완전히 달라집니다. 공산주의 체제 안에 있던 동독 사람들에게 베를린 장벽이란 자신들의 자유를 억압하는 속박의 울타리였지만, 반대로 서독 사람들에게는 자신들의 자유를 지켜 주는 보호의 울타리가 되었기 때문입니다.

　많은 환자분들이 어깨가 아파서 병원을 찾아옵니다. 그들의 아픈 어깨를 만지다 보면 저는 이루 말할 수 없는 연약함을 느낍니다. '이 어깨로 수고하고 무거운 짐을 져 나르면서 자유와 행복을 추구하며 살아왔을 텐데! 자유와 행복을 추구하다가 오히려 자유에서 더 멀어진 어깨가 되고 말았구나!'

　어렸을 때 아버지와 함께 먼 곳을 갔다가 집으로 걸어서 돌아오던 날이 있었습니다. 해가 넘어가는 어스름한 저녁 때 즈음, 어린 저에게는 집으로 돌아오는 길이 너무도 무섭고 멀게 느껴졌습니다. 그런 저를 아버지께서 업어 주셨습니다. 아버지의 등은 넓었습니다. 그리고 아버지의 어깨는 든든했습니다. 아버지의 어깨 안에서 제가 느꼈던 자유함이 얼마나 위대한 것이었는지 각

인되는 순간이었습니다. 예수님은 우리의 어깨로 우리의 짐을 지라고 하시지 않습니다. 그것이 불행의 시작이요, 속박된 인생의 길인 것입니다. 우리의 자유는 예수 그리스도의 어깨에 있습니다. 예수님이 내 짐을 지고 가시고, 우리는 그 어깨에 기대는 인생이 될 때, 그렇게 구속된 어깨가 될 때, 우리는 자유로울 수 있는 것입니다.

종의 어깨가
되지 말라

"그리스도께서 우리를 자유롭게 하려고 자유를 주셨으니 그러므로 굳건하게 서서 다시는 종의 멍에를 메지 말라"

갈라디아서 5:1

사람들은 인생사에서 일어나는 일들을 인간의 몸에 빗대어 비유적으로 이야기할 때가 많습니다. 서로 마음

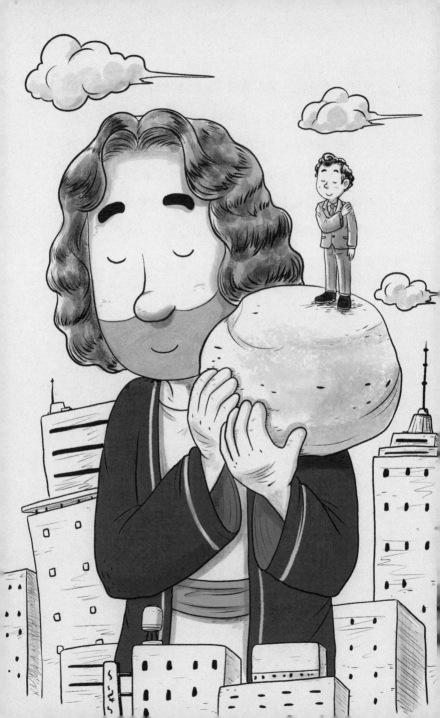

이 맞아 일을 척척 해낼 때 사람들은 손발이 맞는다고 합니다. 누군가를 강제로 내세울 때 등 떠민다는 말도 합니다. 함께 지혜를 고민할 때 머리를 맞대고 씨름한다고도 합니다. 골수를 빼먹으라고도 하고, 창자가 꼬인다, 배알이 뒤틀린다, 간장이 오그라진다는 등 이렇게 신체와 연결시킨 비유들은 우리가 삶에서 느끼는 감정과 상황들을 실감나게 전달해 줍니다.

그 중에서도 어깨는 인생을 비유하는 문장에 매우 자주 등장하는 신체 부위입니다. 어깨는 수없는 말들을 만들어 냅니다. 서로 경쟁하는 것을 '어깨를 견주다'라고 하고, 자랑하는 것을 '어깨가 으쓱하다'고 합니다. 책임이 가벼운 것은 '어깨가 가볍다', 책임이 무거운 것은 '어깨가 무겁다', 칭찬을 받아 기분이 좋으면 '어깨가 으쓱 올라간다', 힘이 빠지면 '어깨가 축 처진다'고 합니다. 창피하면 '어깨가 움츠러든다', 함께 같은 길을 가면 '어깨를 같이한다'고 하고, 서로 비슷한 지위끼리 겨루는 것을 '어깨를 겨눈다'고 합니다. 이외에도 '어깨에 힘이 들어갔다', '어깨를 짓누른다', '어깨를 들이민다', '어깨를 낮춘다'

등등 어깨를 빗대어 표현하는 우리들의 삶의 이야기는 끝이 없습니다.

왜 이렇게 '어깨'는 우리 삶을 비유적으로 표현하는 단어가 되었을까요? 우리의 신체 중에서 가장 많은 일을 하는 곳이 어깨이기 때문입니다. 보통 사람의 경우 하루에 어깨를 쓰는 횟수는 차마 헤아릴 수도 없습니다. 우리가 걸을 때에도 어깨와 팔이 움직입니다. 다리만 움직여서 걷는 것이 아니라 어깨와 팔을 흔들어 추진력과 균형을 잡으면서 걷습니다. 우리 걸음걸이를 보면 팔과 다리가 엇갈리게 되는데, 그 이유도 어깨와 팔이 균형을 잡아주면서 앞으로 추진력을 내 주기 때문입니다.

밥을 먹을 때에도 음식을 입으로 가져오는 행동에도 어깨가 일을 하고 있습니다. 동물들은 음식에 입을 가져다 대지만, 사람은 음식을 손으로 가져와서 입에다 넣습니다. 그 뿌리 역할을 어깨가 하고 있는 것입니다. 손으로 무엇인가를 들고 버틸 때에도 어깨가 사용됩니다. 모든 순간 무거운 머리와 목을 지탱해 내는 곳도 어깨이며,

상체의 움직임의 방향을 지정해 주는 곳도 어깨입니다. 사랑하는 사람을 안아줄 때, 어려운 사람에게 도움을 줄 때, 우리의 삶의 무게를 버텨 내는 순간에도 우리의 어깨는 일을 하고 있습니다.

출애굽기 5장은, 애굽의 바로왕에게 노예가 된 이스라엘 백성들의 현실을 보여 줍니다. 이스라엘 백성들은 종의 멍에를 지고 있습니다. 그들을 괴롭게 하는 고통의 정체는 '벽돌'과 '지푸라기'입니다. 그들은 매일 지푸라기를 모아다가 바로의 성을 짓기 위해 벽돌을 쌓아 올려야 합니다.

그런데 여기에 쓰인 '벽돌'과 '지푸라기'의 뜻에 주목할 만한 의미가 있습니다. '벽돌'은 바벨탑을 쌓는 재료와 같이 인간이 자기 자신을 위해 쌓아 올리는 공든 탑의 재료입니다. 그리고 '지푸라기'는 허무함을 의미합니다. '바로'라고 하는 속박의 정체가 무엇이냐 하면 인간이 자기 자신을 위해 허무의 탑을 쌓아 올리는 것입니다.

우리의 어깨는 왜 이렇게 일이 많고, 왜 이렇게 지쳐

가는 것일까요? 종의 멍에를 메기 때문입니다. 허무함의 소재들로 자기의 바벨탑을 쌓으려고 하기 때문입니다. 돈이라고 하는 허무함으로, 명예와 권세라는 허무함으로, 인기와 권력이라고 하는 허무함의 소재들을 가지고 자기를 높이기 위해 욕망의 탑을 쌓아 올리는 것이 '종의 멍에', '종의 어깨'입니다. 사도 바울은 우리에게 종의 멍에를 메지 말라고 합니다. 왜냐하면 그리스도께서 우리를 자유롭게 하시려고 자유를 주셨기 때문입니다.

저희 병원에 어깨가 아파 찾아오시는 환자들에게 저는 가끔씩 이런 말을 합니다. "어깨에 힘을 빼셔야 합니다. 계속 힘주고 사시면 더 큰 탈이 납니다. 근심걱정을 더 이상 어깨에 짊어지지 마시고, 예수님께 내려놓으세요. 예수님은 권사님을 종이 아니라, 자유자로 부르셨습니다."

바디 바이블

어깨의 '약함'을 아는 것이
겸손이고 사랑이다

"그런데 지금 너희가 어찌하여 하나님을 시험하여
우리 조상과 우리도 능히 메지 못하던 멍에를 제자
들의 목에 두려느냐"

사도행전 15:10

오늘날 현대인들을 보면 너무나 많은 사람들이 어깨
가 아프다고 합니다. 병원에 찾아오는 사람들만 문제가
아니라, 거의 대부분의 성인들이 뭉친 어깨로 인해 고통
을 호소합니다.

어깨의 구조를 보자면, 눈으로 볼 때에는 목 중심에
어깨가 붙어 있는 것 같지만, 사실 어깨뼈는 가슴과 흉추
에 붙어 있습니다. 이를 빗장 뼈, 혹은 쇄골이라고 합니
다. 그 쇄골과 날갯죽지가 하나로 되어서 상완골이라고
하는 팔뼈를 움직이게 합니다. 이 주변에는 근육들이 붙
어 있는데 이를 회전근개라고 합니다. 앞쪽에 있는 근육

을 견갑하근, 위에 있는 근육을 극상근, 그 뒤를 극하근, 맨 아래 뒤쪽에 있는 근육을 소원근이라고 합니다. 이 네 개의 근육 사이에 하나로 연결된 근육이 더 있는데, 이를 이두박근, 속된 말로 알통이라고 합니다. 그리고 뒤에 있는 것을 삼두박근이라고 합니다.

이 근육들을 적당히 쓰면서 어깨를 보호해야 하는데, 현대인들은 어깨를 무리하게 혹사시킵니다. 무리하게 근육을 키우려고 과한 운동을 하다가 석회화성 건염이 생기기도 합니다. 어깨의 한계를 무시하고 무거운 것을 들다가 이두박근이 찢어지기도 합니다. 오십이 넘어서 어깨가 얼어붙는다는 오십견에 걸리기도 하고, 여성들의 경우 폐경을 맞이하고 호르몬이 적어지면서 관절이 달라붙어 아프기도 합니다.

어깨의 뼈가 부러진다든지, 근육이 찢어진다든지, 관절이 달라붙는다든지, 현대인들의 뭉친 어깨는 시대를 반영한 현대적 질병입니다. 현 시대에서 살아남으려고 하는 생존의 몸부림, 강해야 살아남는다고 하는 현대인들의 무의식 속에서 우리의 어깨는 고통의 직격탄을 맞고 있는 것입니다.

그럼 정말로 사람의 어깨는 그렇게 강한 것일까요? 사람들은 어깨가 강한 줄로 압니다. 더군다나 남자들은 강함을 추구합니다. 남성다움의 상징을 떡 벌어진 넓은 어깨라고 생각을 합니다. 여성들도 남성의 넓은 어깨에 호감을 느끼는 본능이 있습니다. '여자는 골반, 남자는 어깨'라는 말도 있습니다. 그래서 남자들은 넓고 강해 보이는 어깨를 만들기 위해서 역기를 들어올리고, 푸쉬업을 하면서 어깨 만들기에 노력을 합니다.

남자들이 그토록 강한 어깨를 갈망하지만, 정말로 인간의 어깨는 강할까요? 저의 생각은 '아니요'입니다.

인간의 어깨는 사실 선천적인 구조를 크게 극복해 내지 못하는 한계를 가지고 있습니다. 남자들이 넓은 어깨를 만들어 내기 위해 열심히 운동을 하지만, 사실은 어깨가 넓어지는 것이 아닙니다. 팔의 근육이 부풀어 오르고 얼굴 살이 빠지면서 상대적으로 어깨가 넓어 보이는 것이지 선천적인 어깨의 구조가 커지는 것은 아닙니다.

스포츠를 보면 인간의 어깨는 크게 발전하지 못하는 한계를 가지고 있습니다. 100미터 달리기의 경우 '우사인 볼트'가 9초 58의 세계 신기록을 가지고 있는데, 원래 육상이 시작할 때 기록은 11초대였다고 합니다. 11초대에서 9초대로 2초 이상의 단축을 이뤄내었습니다. 비록 2초이지만 엄청난 발전이 이루어진 겁니다. 마라톤의 경우만 봐도 30분 이상을 단축했고, 멀리뛰기만 해도 거의 2미터 이상 더 뛰게 되었습니다.

그런데 어깨를 주로 사용하는 야구의 경우를 보면 구속의 큰 변화가 이뤄지지 않았습니다. 100년 전에도 시속 160킬로미터를 던져 내는 선수들이 있었습니다. 또 성장이 완전히 이루어지지 않은 고등학생들도 시속 150킬로미터 이상을 던지는 선수들이 있습니다. 그러나 거기서 아무리 열심히 어깨를 발전시키려 노력해 봐도 크게 진전을 이뤄내지 못하는 것이 야구입니다.

이게 무슨 뜻일까요? 인간의 어깨는 그리 강하지 않게 창조 되었다는 뜻입니다. 하나님께서 인간의 어깨에 그리 무거운 짐을 지는 것을 허락해 주시지 않았다는 뜻입니다. 즉 한계를 가지고 있는 약한 어깨로 만들어 주셨다는 것입니다.

하나님께서 우리의 어깨를 약하게 만들어 주셨다는 것은 우리에게 두 가지 의미를 일깨워 줍니다. 하나는 스스로를 과신하지 말라는 뜻입니다. 교만하지도 말고, 자기 자신을 너무 믿지도 말라는 뜻입니다.

또 하나는 내 어깨의 약함만큼 다른 사람들의 어깨도 연약하다는 것을 기억하라는 뜻입니다. 자신에게도 무거운 짐은 타인에게도 무겁다는 것을 알고 과중한 짐을 지게 하지 말라는 것입니다.

내 어깨의 연약함을 아는 것이 겸손입니다. 타인의 어깨의 연약함을 아는 것이 사랑입니다.

부드러운 어깨가
승리한다

"손을 주머니에 넣어 돌을 가지고 물매로 던져 블레
셋 사람의 이마를 치매 돌이 그의 이마에 박히니 땅
에 엎드러지니라"

사무엘상 17:49

다른 동물들과 인간의 신체를 비교하면, 인간의 신
체는 그리 강한 곳이 별로 없습니다. 신체 능력은 떨어집
니다. 그런데 다른 동물들보다 강함이 아니라 부드러움
을 통해서 탁월함을 발휘하는 부위가 있습니다. 역설적
이게도 그곳이 바로 어깨입니다.

야구 이야기를 조금 더 해 보자면, 프로 야구 선수들
은 시속 160킬로미터 이상의 강속구를 던져 내는데 이 정
도의 공을 던질 수 있는 존재는 인간밖에 없다고 합니다.
힘이 센 고릴라나 침팬지가 공을 던져도, 시속 50킬로미
터 이상 나오지 않는다고 합니다. 그런데 인간은 초등학

생만 되어도 시속 50킬로미터 이상은 던질 수 있습니다.

그럼 인간의 어깨는 강한 것일까요? 우리 신체를 해부학적으로 봤을 때, 우리 몸에는 143개의 관절이 있습니다. 이 관절들 중에서 360도 돌아가는 유일한 관절이 바로 어깨관절입니다. 그것도 앞뒤로 돌아갑니다. 이 어깨의 회전운동에서 빠른 공을 던질 수 있는 힘이 나옵니다. 또한 어깨에 있는 인대와 힘줄이 고무줄 역할을 해서 탄성에너지를 만들어 내 어깨의 회전운동에 힘을 보탭니다. 결코 어깨가 튼튼하고 강해서 만들어 내는 힘이 아니라는 것입니다.

인간의 어깨는 연약함 그 자체라고 할 수 있습니다. 관절을 사방으로 근육이 둘러싸고 보호하고 있습니다. 어른의 경우 하루 동안 어깨 관절을 쓰는 횟수만 4000번 가까이 되는데, 어깨가 강하지 못하기 때문에 무거운 것을 자주 들거나 무리하게 사용하면 탈구되기도 하고 분리되기도 합니다. 어깨는 너무 민감해서 걷는 자세나, 컴퓨터의 무리한 사용으로 인해서도 질환에 걸리기 쉽습니다. 아주 작은 스트레스나, 약간의 무리한 힘을 줘도 어깨는 망가지기 쉽다는 것입니다.

부드러움이 능히 강함을 이긴다는 말이 있습니다. 대표적인 운동이 유도입니다. 유도는 부드러움으로 강함을 제압하는 무도입니다. 업어치기, 메치기, 밧다리 걸기, 모든 기술에 어깨가 사용됩니다. 그런데 그 기술이 사용될 때마다 어깨에는 힘이 들어가지 않아야 합니다. 모든 스포츠가 그렇습니다. 어깨에 힘을 주는 스포츠는 없습니다. 골프를 할 때에도 어깨에 힘이 빠져야 하고, 야구 선수도 스윙을 할 때 어깨에 힘을 빼고 부드럽게 배팅을 해야 합니다. 당구도 배구, 농구도 마찬가지입니다.

사실 어깨에 힘을 주는 것은 허세와 교만과 연관된 경우에만 사용됩니다. 누군가와 싸우려고 할 때, 자기를 과장할 때 어깨에 힘을 줍니다. 불량배를 '어깨'라고 부르는 것이 그 이유입니다.

어깨를 잘 써서 승리한 사람의 경우를 우리는 다윗

과 골리앗의 이야기에서 보게 됩니다. 이스라엘의 사울 왕도 보통 사람보다 덩치가 머리통 하나만큼 더 컸지만 블레셋의 골리앗 앞에서는 어린아이에 지나지 않았습니다. 골리앗은 키가 2미터 70센티미터가 넘는 아낙 자손이었습니다. 골리앗은 그야말로 강한 어깨를 자랑하는 사람이었습니다. 온몸에 철갑을 두르고, 손에는 무거운 칼과 방패를 들었습니다. 그는 어깨에 힘을 잔뜩 주고 큰소리로 이스라엘과 이스라엘의 하나님 여호와를 조롱하였습니다.

그런 강한 어깨에 맞선 사람은 어린 다윗이었습니다. 다윗은 강한 어깨가 아니라 부드러운 어깨를 가지고 나갔습니다. 그는 "너는 칼과 단창으로 내게 오지만 나는 만군의 여호와의 이름으로 나간다"고 하면서 손에는 물맷돌을 들고 있었습니다. 그 물맷돌이 바로 부드러운 어깨의 표현입니다. 줄에 돌을 걸어 어깨를 회전시켰습니다. 그리고 그의 부드러운 어깨의 회전이 강한 어깨인 골리앗을 단숨에 제압해 버린 것입니다.

노자의 스승이 노자를 찾아와 묻더랍니다. "내 입 속

에 이가 남았느냐? 혀가 남았느냐?" 노자가 늙은 스승의 입 안을 들여다보니 이빨은 다 빠지고 혀만 남아 있더라는 겁니다. "예 스승님 이빨은 하나도 없고 혀만 있습니다."

그러자 노자의 스승이 이렇게 이야기했다고 합니다. "그래? 봤지 내가 인생 잘 살았다는 증거다"라고 하더라는 겁니다.

강한 것은 죽음에 가깝습니다. 부드러운 것이 생명에 가까운 것입니다. 사람이 죽어 시체가 되면 온몸이 굳어 딱딱해지지만, 생명력이 진동하는 어린아이들은 한없이 부드럽고 말랑말랑한 것입니다.

바로 우리 어깨가 그렇습니다. 강한 어깨, 힘 들어간 어깨는 죽음에 가까운 것입니다. 자신의 강함을 내려놓고 겸손하게 하나님 앞에 머리 숙인 인생이 생명에 가까운 삶이요. 건강한 어깨로 사는 길인 것입니다.

예수님은
우리의 어깨동무

"나팔 소리로 찬양하며 비파와 수금으로 찬양할지
어다 소고 치며 춤 추어 찬양하며 현악과 퉁소로 찬
양할지어다 큰 소리 나는 제금으로 찬양하며 높은
소리 나는 제금으로 찬양할 지어다 호흡이 있는 자
마다 여호와를 찬양할지어다 할렐루야"

시편 150:3-6

이사야 9장을 보면, 하나님께서 우리에게 한 아기를
주셨는데 그 어깨에 정사가 메어 있다고 하십니다. 여기
에서 말하는 정사란 정부나 제국을 의미합니다. 즉 예수
님께서 그 어깨로 나라를 메고 계시고 우리 모두가 그분
의 어깨에 메여 있다는 뜻입니다.

예수님은 우리에게 이렇게 말씀하십니다. "수고하고
무거운 짐 진 자들아 다 내게로 오라 내가 너희를 쉬게
하리라 나의 멍에를 메고 내게 배우라."

우리 어깨의 무거운 짐을 내려놓고, 예수님이 주시는 멍에를 어깨에 메라고 하십니다. 예수님은 예수님의 어깨로 우리를 메셨고, 우리는 예수님의 어깨를 멍에로 메었습니다. 예수님과 우리가 어깨동무가 되었습니다.

성경을 보면, 하나님의 언약궤를 레위인들이 옮길 때 수레에 싣지 말고 어깨에 메라고 합니다. 하나님의 임재가 직접적으로 닿아 있는 신체 부위가 어깨입니다. 우리 또한 하나님을 어깨로 메게 되는 것입니다. 그런데 언약궤의 실체이신 예수님께서 이번에는 십자가를 어깨에 메셨습니다. 우리의 모든 죄를 예수님의 어깨로 짊어지셨습니다. 마치 예수님은 잃어버린 어린 양을 찾아 어깨에 메고 오는 선한 목자와 같이 연약한 우리들을 친히 그 어깨에 메셨습니다. 하나님도 예수님도 우리도 어깨가 되었습니다. 어깨로 하나가 되었습니다. 우리 모두 어깨동무가 된 것입니다.

어깨동무는 친구라는 말입니다. 같이 걷고, 같이 노래하고, 같이 춤을 추는 서로에게 가장 행복한 친구라는 뜻입니다. 어깨동무를 하면 마음이 행복해집니다. 길의 방향이 같아집니다. 발걸음이 하나가 됩니다. 콧노래를 부르게 되고, 춤을 추게 됩니다.

수무족도手舞足蹈라는 말이 있습니다. 사람이 가장 큰 깨달음이나 극한의 기쁨에 이르렀을 때 손과 발이 덩실 덩실 춤을 춘다는 뜻입니다. 덩실덩실 춤을 출 때 핵심 역할을 하는 부위가 바로 어깨입니다. 어깨가 덩실덩실 움직이는 것입니다. 360도 회전하는 구조를 가진 어깨가 그 기능을 가장 잘 발휘하는 순간이 춤출 때입니다.

인간의 어깨는 원숭이처럼 나무에 매달리기에도 적합한 구조가 아닙니다. 고릴라처럼 무거운 돌을 들어 올리는 구조도 아닙니다. 유연함이야말로, 어깨의 구조가 가진 최고의 기능이라 할 수 있습니다.

시편은 오케스트라와 같습니다. 시편 1편에서 오케스트라는 복을 짧게 연주합니다. 그리고 시편은 고난과 연단의 슬픈 노래들을 길게 연주합니다. 그렇게 슬프고 고통스러운 인간의 몸부림과 하나님의 위로를 격정적으로 쏟아냅니다. 그러다가 마지막 150편은 어깨동무로 끝이 납니다. 모든 눈물과 고난과 슬픔을 이겨 내게 하시고, 우리에게 어깨동무를 하시면서 춤추고 노래하라고 하십니다. 하나님은 우리와 함께 어깨동무가 되자고 어깨를 맞춰 주셨습니다. 우리와 함께 최고의 행복인 춤을 추자고 어깨를 주셨습니다.

복 중의 복은 어깨동무입니다. 우리의 말과 몸짓과 염원이 예수님과 같아지는 것입니다. 마음이 하나요, 뜻이 하나요, 길이 하나가 되면 말이 노래가 됩니다. 몸짓이 춤이 됩니다.

우리의 목적은 노래를 부르는 것입니다. 춤을 추게 되는 것입니다. 천국은 오직 희락과 화평이라고 하였습니다. 우리의 모든 슬픔과 눈물이 닦이는 곳, 더 이상 바랄 것이 없는 완성된 천국에서 우리는 노래하게 될 것입니다. 우리는 오직 춤추게 될 것입니다. 오늘은 피곤하고, 눈물을 흘리지만, 우리는 그리스도 안에서 그 희락의 아침을 보게 될 것입니다. 바로 그것이 우리의 어깨가 우리에게 들려주는 이야기입니다.

오십견이라 불리는 유착성 활액막염

대부분 관절이 아프면 오십견이라고 하면서 자가 진단을 해버려 치료시기를 놓치는 경우가 많습니다. 실제로 오십견은 병명이 아니고 오십대에 생길 수 있는 많은 질환들을 일컫는 별명이며, 가장 흔한 것이 유착성 활액막염입니다.

그러나 팔이 독자적으로 잘 움직여지는 경우는 유착성 활액막염이 아닙니다. 옆에 있는 다른 사람이 아픈 팔을 움직이게 해 줄 때 잘 움직이지만, 본인이 할 때 움직이지 않으면 인대 손상인 경우나 석회화성 건염인 경우가 많습니다.

유착성 활액막염은 내 스스로도 팔이 돌아가지 않고, 다른 사람이 돌려주려고 해도 달라붙어서 움직이지 않습니다. 이 질환은 1차적인 원인에 의해서 2차적으로 발생하는 증상입니다. 예를 들어 폐경기 때나, 해당 부위에 종양이 있는 경우, 폐질환이 있는 경우, 당뇨나 갑상선이 있는 경우에 해당 부위 관절이 유착되면서 움직여지지 않는데, 이때 상당한 고통을 동반합니다. 때로는 1~2년 지나야 해소

될 수 있을 만큼 오래갑니다. 이런 일이 발생하면 반드시 정형외과 전문의를 찾아 진단 받고 치료를 받아야 합니다. 그렇게 하면 불과 1-2주 만에 좋은 효과를 볼 수 있습니다.

회전근개 파열

힘줄이 손상된 경우 제일 흔히 발생하는 상황은 회전근개 파열입니다. 이 경우는 초기에 부분 손상이 된 경우 팔을 치료하고, 해당 부위를 조심스럽게 사용하면 좋아지게 되어 있습니다. 그러나 전층 손상—회전근개의 전체 두께가 찢어진 경우는 보존치료로 되지 않아 수술이 필요합니다. 요즘에는 관절 내시경수술로 간단히 진행하며 상당히 좋은 결과를 얻을 수 있습니다.

석회화성 건염

무거운 물건을 들 때 갑자기 통증을 느끼고 그 이후 쩔쩔맬 정도로 아픈 경우, 엑스레이를 찍으면 극상건 주위에 석회질이 침착되어 있는 걸 볼 수 있습니다. 이 경우에는 간단한 주사치료나 몇 번의 체외 충격파 치료 등으로 의외로 조기에 해결할 수 있습니다. 그 외에도 어깨 관절이나 견쇄관절에 염증이 있을 수 있는데, 간단한 주사 치료만으로도 좋아질 수 있습니다.

팔꿈치가 아픈 경우

팔을 편 상태에서 손바닥을 눌렀을 때 오는 통증인지, 아니면 손등을 눌렀을 때 오는 통증인지를 알면 정확히 아픈 부위를 알 수 있습니다.

① 손바닥을 눌렀을 때 아픈 경우입니다. 흔한 말로 골프 엘보우라는 별명을 가졌는데, 꼭 골프를 많이 쳐서 오는 통증이 아닙니다. 부엌일을 많이 하거나 젊은 엄마들이 아기들 돌보면서 이 팔꿈치 안쪽 부분에 통증이 생깁니다.

② 손등을 위로 하고 눌렀을 때 버티기 힘들 정도로 통증이 온다면 이건 팔꿈치의 바깥쪽에 문제가 생긴 겁니다. 이 부위에도 별명이 있는데, 테니스 엘보우라고 합니다. 목공일을 하거나, 망치질을 많이 할 때, 주로 바깥쪽으로 힘을 많이 쓰게 되면 이 부위에 통증이 생깁니다.

③ 팔꿈치를 눌렀을 때 아픈 경우입니다. 이 부분을 누를 때 버틸 수 없을 만큼 아프다면 팔꿈치의 주두 부분에 문제가 생긴 것입니다. 팔꿈치의 뒷부분을 주두라고 합니다. 여기가 아프면 대개 부어오르면서 물컹물컹한 느낌으로 만져집니다. 점액낭염일 가능성이 높습니다. 학생들이 책상에 팔꿈치를 많이 문지를 때 생기기도 합니다.

팔꿈치 통증의 치료방법

팔꿈치 통증이 일어나면 보통 푹 쉬면 좋아집니다. 팔꿈치를 잘 쓰지 않고 쉬는 것이 가장 중요합니다. 그런데 많은 환자분들은 약으로 치료받고 싶어 합니다. 쉬면 좋아지는 것이 법칙인데 약이나 진통제로 해결하려는 겁니다. 물론 약을 처방하고 진통제를 먹으면 좋아지기도 하지만 근본적인 문제는 해결되지 않습니다.

팔꿈치는 쉬어야 합니다. 계속해서 근본 문제를 놔둔 채 뼈주사를 맞고, 이 병원 저 병원 다니면서 치료한다고 한들 눈 가리고 아웅 하는 거나 다름없습니다. 팔꿈치 통증을 줄이기 위한 가장 좋은 치료는 원인을 없애는 것입니다.

저희 병원을 찾아오셨던 38세의 남성 환자분이 있었습니다. 이분은 굉장히 활동적이고 적극적인 분이셔서 집안일도 많이 하고, 회사일도 나서서 하는 분이었습니다. 그런데 어느 날부터 팔꿈치에 통증이 오기 시작했습니다. 손을 쥐려고만 해도 아파서 진통제를 먹었는데 역시 또 아팠습니다. 그렇게 참다 참다 한 달 만에 병원에 가서 주사를 맞았습니다. 그랬더니 아주 시원해졌는데, 얼마 지나지 않아 역시나 또 아픈 겁니다. 일주일 후 또 병원에서 소염제를 맞았더니 역시 시원해지고 그렇게 계속, 무려 1년 2개월 동안이나 그 행동을 반복하다가 저희 병원에 찾아오셨습니다. 엑스레이를 찍어 보니 아픈 부위에 석회석이 끼어 있고 염증이 차 있었습니다.

저는 당시 환자분께 "치료는 해 드릴 수 있습니다만 근본적인 문제는 환자분이 스스로 인지해야 합니다. 환자님의 어떤 반복된 동작이 팔꿈치 통증의 근본 문제입니다"라고 하면서 하지 않아야 할 동작들을 숙지시켜 주었습니다.

그분의 경우 무거운 짐이나 가방을 들고 다닌 동작이 통증의 원인이었습니다. 팔꿈치를 바깥으로 힘을 주는 동작을 피한 결과, 근본적으로 치료되는 것을 볼 수 있었습니다.

팔꿈치가 아프다면 어디가 아픈지 기억하십시오. 팔꿈치 내측이 아프면 팔 힘을 안쪽으로 쓰는 동작을 삼가야 하고, 팔꿈치 외측이 아프다면 팔꿈치 바깥쪽으로 힘쓰는 동작들을 삼가는 것이 팔꿈치 고통을 해결하는 근본 문제입니다.

허니문신경 마비: 자고 났는데 손목이 안 올라가는 경우

잠을 자고 일어났는데 손목이 안 올라간다고 하는 환자들이 있습니다. 신혼여행을 갔다 와서 이런 증상이 생겼다고 호소하는 분들도 있습니다. 손목이 안 올라가면 심각한 상태입니다. 엄지손가락을 치켜 올리지 못하는 경우도 그렇습니다. 이런 증상을 '요골 신경 마비 증후군'이라고 합니다. 친구들과 함께 여행을 갔다가 술을 먹고 자고 일어났는데 갑자기 손이 둔해지면서 손목이 위로 올라가지 않는 경우도 종종 발생합니다.

이 병은 허니문 신경 마비라는 별명을 가지고 있습니다. 신혼여행 갔다 온 새신랑이 오랫동안 신부에게 팔베개를 해주다가 생긴다고 해서 붙여진 별명입니다. 우리의 팔에는 상완이라는 곳이 있는데 그 상완 뒤쪽으로 지나가는 요골 신경이 있습니다. 그곳이 눌려서 발생하는 증상입니다. 대개는 한두 시간 팔이 눌린 경우 손이 저려서 팔을 내려놓게 되어 있습니다. 그런데 신부가 너무 사랑스러워 그대로 잠들어 버리거나, 술에 취해 깨지 못하고 그대로 팔을 깔고 자면 신경 마비가 오게 됩니다.

이런 경우 심하지 않을 때는 주사를 쓰면 회복됩니다. 그러나 석 달 이상 지속되거나 집에 있기 힘들 정도로 팔이 저리다면 병원에 와서 이 증상 외에 다른 문제가 있는지, 신경이 손상된 것은 아닌지, 혹은 목 디스크 때문인지를 감별해야 합니다.

단순히 요골 신경이 눌린 것으로 판명이 된다면 별거 아닌 경우이므로 안심해도 됩니다. 근육이 마르지 않도록 치료하면서 기다려 주면 대개는 돌아오게 되어 있습니다.

옆구리가 쿡쿡 찌르듯이 아픈 경우

우리 몸에는 옆구리에 12개씩 총 24개의 늑골 갈비뼈가 있습니다. 이 갈비뼈들은 우리 몸의 심장과 폐 그리고 간을 감싸고 있습니다. 횡경막을 기준으로 위쪽으로는 폐와 심장 그리고 아래쪽으로는 간을 보호하고 있습니다. 이 늑골은 가느다란 뼈지만 넓은 판처럼 펼쳐져 있습니다. 그래서 새장의 창살처럼 외부 충격이 못 들어오게 막아 주는 역할을 합니다.

이 갈비뼈에는 많은 근육들이 붙어 있습니다. 우리가 숨을 쉬는 횟수만큼 갈비뼈의 근육들은 쉬지 않고 움직입니다. 그러다 보니 약한 충격에도 쉽게 골절이 되곤 합니다. 일반적으로는 가만히 쉬면 좋아지는데, 갈비뼈는 쉴 수가 없습니다. 숨을 쉬어야하기 때문입니다. 그러다 보니 옆구리에 계속 통증이 찾아오게 되는 것입니다. 일생 동안 일 분도 쉬지 못하는 것이 갈비뼈입니다.

갈비뼈 골절의 증상과 진단

작은 충격에도 갈비뼈가 부러지게 되는 것은 자동차의 범퍼 원리와 같습니다. 범퍼가 단단하면 자동차의 충격이 사람에게 그대로 전달됩니다. 부드러운 범퍼를 써야 사람이 안 다치는 것처럼, 우리의 내장이 안 다치도록 부드러운 갈비뼈가 보호해 주는 것입니다. 내장이 받아야 할 충격을 갈비뼈가 대신 받아 골절이 생기는 것입니다.

갈비뼈가 아픈 경우 가장 정확한 진단은 손가락으로 아픈 부위를 눌러 보는 것입니다. 병원에 가서 엑스레이로 정확하게 확진을 할 수 있지만, 보통의 경우 의사가 환자를 손가락으로 눌러 보는 정도로도 골절 여부를 판단할 수 있습니다.

갈비뼈는 젊은 사람의 경우는 직접 부딪혀 충격을 받을 때 골절이 일어나게 되는데, 이를 다이렉트 트라우마라고 합니다.

그리고 중년이 되면 부딪히지 않아도 골절 되는 경우들이 있습니다. 가장 흔한 경우가 골프입니다. 골프를 하면 드라이버를 휘두르게 되는데 갈비뼈가 부딪히지 않아도 뼈에 붙어있는 근육들이 갑자기 당겨져 갈비뼈가 부러지는 것입니다.

노년에는 골다공증 증상으로 갈비뼈 자체가 약해져서 부러지기도 합니다. 심지어 천식이나 감기를 앓으면서 재채기를 하다가 부러지기도 합니다.

그러나 가끔 애매한 경우가 있습니다. 갈비뼈가 부러지면 보통 손가락으로 눌러 확인을 하지만 엑스레이를 찍어서 보게 되어도 금방 안 나타나는 경우가 생깁니다. 갈비뼈가 '나 괜찮아! 괜찮아!' 하기도 한다는 겁니다. 이때 CT촬영을 하든지 초음파 검사로 정확하게 확인해야 하는데, 그런 상황을 발견하지 못하고 괜찮은 줄 알고 돌아가면 일주일여 시간이 지난 후 문제가 발생하게 됩니다. 왜냐하면 엑스레이로 보이지 않던 작은 균열이 일주일 동안 숨을 계속 쉬게 되면서 어마어마하게 움직여 균열이 뚜렷해지는 것입니다. 그러니 갈비뼈 진단은 조금 더 엄밀하게 이뤄져야 합니다.

갈비뼈 골절의 치료방법

① 가능한 골절부위를 쓰지 않도록 가슴에 복대를 두르는 것이 중요합니다.

② 골절이 발생한 쪽의 팔을 쓰지 않아야 합니다. 갈비뼈에 붙어 있는 근육에 무리를 가하면 안 되기 때문입니다. 또한 골절된 쪽으로 눕거나 기대서는 안 됩니다.

③ 골절 부위를 시원하게 해 주는 것이 좋습니다.

④ 처방받은 약을 먹고 통증을 가라앉혀야 합니다. 감기에 걸린 사람은 진해거담제를 복용해 기침을 줄여줘야 합니다. 그래도 계속 기침이 나온다면 가슴에 손을 얹고서 기침의 강도를 약하게 해줘야 합니다.

⑤ 그렇게 하다보면 3-4주 정도 지나 통증은 없어집니다.

때로는 여러 개의 갈비뼈가 한꺼번에 부러지는 경우들이 있습니다. 이럴 때에는 스스로 치료할 수 없습니다. 폐혈흉이나 폐기흉이 생길 수 있습니다. 바람이 폐에 들어가기도 하고, 피가 차기도 하는데, 이러면 위험합니다. 여러 개가 부러져 통증을 느낀다면 신속하게 병원을 가야 합니다.

11장

근육 Muscle 묵상

시선을 올리면
근육이 펴진다

"모세가 광야에서 뱀을 든 것 같이 인자도 들려야
하리니 이는 그를 믿는 자마다 영생을 얻게 하려 하
심이니라"

요한복음 3:14-15

일본의 경영학자 노나카 교수의 저서 『생각을 뛰게
하라』에는 이런 말이 있습니다. "사물은 리얼리티Reality
로 존재하고, 사건은 액추앨리티Actuality로 존재한다." 사
물이란 사실 그 자체라는 뜻이고 사건이란 살아서 역동
적으로 움직이게 하는 영향력이라는 뜻입니다. 사물이
란 그냥 저기에 있는 '것it'입니다. '너는 너'이고 '나는 나'

인 것이 사물입니다. 그런데 사건은 그렇지 않습니다. 그것이 내게로 와서 나를 때리기도 하고, 내게 어떤 인상이나 흔적을 남깁니다. '너와 나의 관계' 속에 있습니다.

인간이 여기에 있는 것, 내가 존재하고 있는 것, 이 모든 것은 우연이나 사물이 아니라, 하나님이 일으켜 내신 사건입니다. 나를 창조하시고, 나와 관계를 맺으시고, 나를 통해서 당신의 뜻을 이루어 가시는 사건으로 존재하는 것입니다.

생명을 사물로 보는 니고데모는 예수님이 말씀하시는 거듭남을 이해하지 못합니다. 그는 율법과 하나님과 자신을 개념으로 이해하고 있었습니다. 말씀이 일으키는 사건으로 자신을 이해할 수 없었습니다. "내가 어떻게 모태에 다시 들어갔다가 나올 수 있습니까?"라는 말은 생명을 하나님이 일으키시는 사건으로 보지 못한다는 뜻입니다. '나'를 하나님의 역사이신 성령의 사건으로 이해하지 못한다는 것입니다. 그런 니고데모에게 예수님은 거듭남이라고 하는 사건을 말씀해주십니다. "사람이 물과 성령으로 거듭나지 아니하면 하나님 나라를 볼 수 없

바디 바이블

느니라." 성령께서 일으켜 내신 새로운 생명이 되지 못하면 그분의 나라를 볼 수 없다는 것입니다.

사물적인 신앙은 체험이 없는 신앙입니다. 그분의 일하심, 그분의 살아 역사하심이 내게 하나도 전달되지 못하는 불신앙입니다. 그분과 내가 아무 상관없이 따로 떨어져 있는 인생, 그저 사물뿐인 인생인 것입니다. 오늘 여기에 존재하고 있는 '나'가 바로 하나님이 일으켜 내시는 사건입니다. 내가 숨쉬고, 내가 움직이고, 내가 살아가고 있지만, 사실 이 모든 것들이 하나님이 촉발시켜 내신 은혜요, 놀라운 사건인 것입니다.

하나님의 은혜인 거듭남을 사건으로 체험하지 못하는 이유는 무엇일까요? 저는 그 이유가 현대인들의 근육 탓이라고 생각을 합니다. 정형외과 의사의 눈으로 볼 때 현대인들의 질병 대부분은 잘못된 자세 때문입니다. 앉아 있는 자세, 서 있는 자세, 잠을 자는 자세가 잘못되어 근육과 척추의 변형을 일으키게 되는 겁니다.

그 잘못된 자세들은 바로 '시선'에서 온 것입니다. 코 앞에 있는 것에 시선이 가고, 땅에 있는 것들에 시선을 두다보니, 몸을 웅크리고, 허리를 숙이고, 힘을 잔뜩 주게 되어 근육에 이상이 오고, 근육으로 인해 혈관이 좁아지고, 신경과 척추에 문제를 일으키게 되는 것입니다.

하나님은 불평하는 이스라엘 백성들에게 불뱀을 보내셔서 죽게 하셨습니다. 그리고 고개를 들어 놋뱀을 바라보는 자들은 생명을 얻는다고 하셨습니다. 예수님의 말씀을 전혀 이해하지 못했던 니고데모가 장대에 매달리신 놋뱀, 그리스도를 올려다보게 되었을 때, 그는 거듭남의 축복을 얻었습니다. 사물이던 그의 인생이 사건이 된 것입니다.

우리의 몸은 땅을 볼 때 근육이 뭉치게 되어 있습니다. 하늘을 바라볼 때 근육이 펴지고 풀리고 바로 세워집니다. 오늘날 우리에게 필요한 것이 바로, 위에 계신 하나님을 바라볼 수 있는 영적인 근육입니다. 이 땅에 존재하고 있는 풀 한 포기, 산과 나무와 강, 그 사물을 알려면 하늘을 바라봐야 하듯이, 아래가 아니라 위를 바라볼 수 있을 때, 나를 알고 이 땅을 알 수 있게 되는 것입니다.

바디 바이블

영적인 근육을 키워야
건강해진다

"망령되고 허탄한 신화를 버리고 경건에 이르도록 네 자신을 연단하라 육체의 연단은 약간의 유익이 있으나 경건은 범사에 유익하니 금생과 내생에 약속이 있느니라"

디모데전서 4:7-8

오늘날 우리 시대를 100세 시대라고 합니다. 이를 반영하듯 '9988234'라는 말이 유행하기도 했습니다. 99세까지 사는데, 88하게 살다가, 2-3일 앓고, 4일째 죽고 싶다는 말입니다. 과거에는 웰빙, 안티에이징이 유행이었습니다. 잘 먹고 잘 사는 법, 늙지 않는 법에 대해 많은 사람들이 관심을 가졌습니다. 독소를 없애는 것이 중요하다, 비타민을 먹어야 한다…. 수많은 말들이 유행했습니다.

그런데 웰빙과 안티에이징에 관심을 갖던 시대가 지나가고 있습니다. 현대인들은 지금 건강한 몸 만들기에

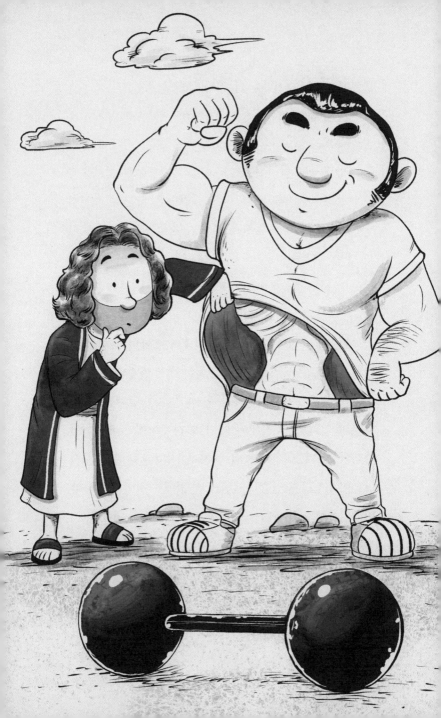

많은 관심을 보이고 있습니다. 이를 반영하듯 요즘에는 미스코리아 선발대회 같이 외모를 견주는 대결이 한 물 갔습니다. 그보다는 머슬마니아 대회, 머슬 퀸 대회 같은 종목들이 인기입니다. 얼짱보다는 몸짱이 대세입니다. 그만큼 현대인들은 근육에 대해서 많은 관심을 가지고 있습니다.

근육에 대한 최근의 열풍은 단순히 미적 아름다움을 추구하는 것에만 멈추는 것이 아닙니다. 얼마 전 TV에서 매우 건강한 할아버지의 모습을 방영한 적이 있었습니다. 할아버지는 80세가 훌쩍 넘었음에도 몸의 균형이 20대에 못지않은 완벽한 체형을 가지고 계셨습니다. 등산도 하고 자전거도 타며 마라톤을 하는데, 젊은이들에게 조금도 뒤지지 않는 체력을 보여주고 있었습니다. 그 할아버지가 밝힌 비결은 단순했습니다. 바로 근육이었습니다. 잘 먹고 근력 운동과 유산소 운동을 열심히 했더니 허리 병도 나았고, 관절염도 다 치료되었다면서 제2의 인생을 산다고 자랑스러워하는 모습이었습니다.

우리 몸에 45퍼센트를 차지하는 기관이 바로 근육

입니다. 체중이 80킬로그램이라면 정상인의 경우 36킬로그램 정도는 근육인 것입니다. 그러나 30대를 넘어가면서 매년마다 근육의 양이 1퍼센트씩 감소하게 됩니다. 근육이 줄어드는 것을 그대로 방치한 채 나이만 먹으며 30년의 세월이 지나면 자기 몸을 지탱할 수 없을 정도의 약한 체력이 되고 맙니다. 따라서 근육의 기능을 이해하고 어떻게 근육을 키우고 유지해야 하는지를 아는 것이 우리가 건강하게 장수하는 비결이자 열쇠입니다.

천재 피아니스트 백건우 씨는 연습 벌레였다고 합니다. 그가 말하기를 "하루 연습 안하면 내가 알고, 이틀을 연습 안하면 다른 사람이 알고, 사흘을 연습 안하면 모두가 안다"고 하면서 단 하루도 연습을 거르지 않았다고 합니다. 근육의 대표적인 특징이 쓰면 쓸수록 강해지고, 쓰지 않으면 약해진다는 것입니다.

신앙 근육도 마찬가지입니다. 경건에 이르는 연습을 하면 할수록 강해지고, 게을리하면 약해지게 되어 있습니다. 말씀과 기도와 묵상, 그리고 예배가 사라지면 작은 시련에도 신앙이 무너지는 것입니다.

신앙의 근육을 키우는 것이 신앙 장수의 비결입니다. 바울은 디모데에게 편지를 쓰면서 경건에 이르기를 연습하라고 하였습니다. 경건에 이르는 근육을 키우라는 뜻입니다.

의사의 눈으로 보자면 건강의 핵심은 면역력입니다. 스스로를 치유하는 능력입니다. 그 능력은 우리의 몸보다 더 깊숙한 곳에 바탕을 가지고 있습니다. 바로 마음입니다. 외부에서 병이 들어와도 내부에서 이겨 낼 수 있는 토대가 있으면 싸워 볼만 합니다. 외부의 적이 얼마나 강하냐보다 내부의 군사력이 얼마나 강하냐가 더 중요한 것입니다.

우리 몸의 내부 군사력을 강하게 하는 것이 마음입니다. 신앙입니다. 신앙의 근육은 영성 훈련을 통해서 이뤄집니다. 그 경건의 연습이 우리의 영혼을 건강하게 하고, 우리의 심신을 새롭게 하는 무한한 원천인 것입니다.

근육도
감정을 느낀다

"사람의 심령은 그의 병을 능히 이기려니와 심령이
상하면 그것을 누가 일으키겠느냐"

잠언 18:14

'고체 미인보다 기체 미인'이라는 말이 있습니다. 조
각상같이 잘생겼지만 무표정한 미인보다 주변에 환한
웃음의 에너지를 번지게 하는 표정의 미인이 더 아름답
다는 말입니다. 우리의 얼굴 표정을 만들어 내는 것이 바
로 근육입니다. 슬픈 표정, 화난 표정, 우울한 표정, 환하
게 웃는 표정 등 우리의 수많은 표정들을 만들어 내는 것
이 얼굴에 있는 30개의 근육들입니다. 이 근육들이 서로
상호 작용을 하면서 수백 수천 가지의 표정을 만들어 냅
니다.

귀를 통해 소리를 듣는 청각 작용도 근육이 없이는
불가능합니다. 소리는 저절로 들리는 것이 아닙니다. 귓

바퀴가 소리를 모으고 귀속으로 들어간 소리가 고막을 흔듭니다. 그리고 고막 안의 청소골이라고 하는 작은 뼈 세 개가 진동을 일으켜서 소리를 듣게 해 주는 것입니다. 고막에서의 진동을 30배로 확대해서 달팽이관에 연결을 해 주는데, 이 뼈들을 움직이게 해 주는 것이 바로 근육입니다. 우리 몸에서 가장 작은 그 뼈들 사이에도 하나님은 아주 미세한 근육들을 주셨기 때문에 우리는 소리를 들을 수 있습니다.

후각을 통해서 냄새를 맡는 것도 근육이 없이는 불가능합니다. 우리 코는 미세한 먼지 하나 들어오는 것, 냄새가 들어오는 것에도 민감하게 반응을 합니다. 콧구멍을 좁히거나 찡그리는 것도 근육이 감당합니다.

시각도 마찬가지입니다. 눈동자를 움직이는 것에도 여섯 개의 근육이 함께 움직이고 있습니다. 눈 안에 조리개가 눈동자를 커지게 하고 작아지게 하는 역할을 하는데, 이 또한 근육이 하는 일입니다. 홍채라고 하는 작은 근육을 움직여서 환하게 보기도 하고, 어둡게 보기도 합니다. 우리가 멀리 있는 것과 가까이 있는 것을 가려서 보게 되는데, 이 또한 모양체라고 하는 근육의 덕을 보고 있는 것입니다.

맛을 보는 미각도 마찬가지입니다. 맛을 보려면 혀를 내밀어야 합니다. 모든 근육들은 움츠러드는 경향이 있습니다. 그런데 혀는 단순한 근육 덩어리인데 움츠러들 뿐더러 나가기도 합니다. 이 또한 하나님의 섭리라고 할 수 있습니다. 하나님은 혀에게 움츠러드는 기능뿐 아니라 펴지는 기능을 더해 주신 것입니다.

촉각은 더 말할 것도 없습니다. 손가락을 펼치고 잡고 만지는 모든 활동 역시 근육에 의해 움직이는 것입니다.

우리 몸에는 앞뒤로 640개 이상의 근육이 존재합니다. 그런데 이 근육 마디마디에는 작은 섬유들이 있습니다. 이 섬유들이 근육을 부드럽게 움직이게 해 주는 역할을 하는 것입니다. 섬유질들이 없다면 우리 몸이 움직일 때마다 로봇이 움직이는 소리가 나게 될 것입니다.

근육을 이야기할 때 데이비드 레이먼 호킨스David Ramon Hawkins(1927-2012) 박사를 거론할 필요가 있습니다. 이분은 원래 불가지론의 입장이었는데, 나중에는 하나님을 인정하는 쪽으로 가게 됩니다.

보통 호킨스를 '의식 지도'의 창시자라고 합니다. 그는 근육 테스트를 통해서 의식의 혁명을 주장한 인물입니다. 그는 우리 몸의 근육이 내 몸에 해로운 것과 접촉하면 힘이 빠지고, 좋은 것에 접촉되면 힘이 세지는 것에 착안을 합니다.

가령 사랑이나, 기쁨, 평화와 같은 것들에는 우리 몸의 근육이 긍정적으로 반응을 하고, 두려움이나 분노, 슬픔 같은 대상에게는 부정적인 반응을 한다는 겁니다. 이런 주장을 수천 명 넘는 사람들을 테스트하면서 이론화했습니다.

저는 호킨스 박사의 주장에 전적으로 동감을 합니다. 인간의 몸, 특히 근육 안에도 하나님의 말씀이 기록되어 있습니다. 불룩불룩해 보이는 근육에서부터 아주 작고 미세한 근육들까지 감정을 가지고 있다는 것입니다.

부정적인 생각, 남을 비난하거나 공격하려는 대상들

을 만나면 내 이성이 판단하기 이전에 우리 몸의 근육은 잔뜩 수축하면서 방어 태세를 보입니다. 반대로 사랑과 온화한 대상을 만나면 뇌에서 명령을 내리지도 않았는데, 근육은 한없이 부드러워지고 행복해합니다.

작고 연약한 근육을 가진 엄마가 아이를 누르고 있는 차를 순간적인 괴력으로 들어 올려 아이의 생명을 구해내는 기적을 가능케 하는 것이 근육의 놀라운 신비입니다.

우리의 근육은 거짓보다는 진실에 긍정적인 감정을 느낍니다. 그리고 잠재적인 놀라운 에너지를 만들어 냅니다. 슬픔보다는 기쁨에, 불의함보다는 정의에 좋은 감정과 에너지를 만들어 내는 것입니다.

바디 바이블

겉보다
속이 낫다

"이름을 주신 아버지 앞에 무릎을 꿇고 비노니 그의
영광의 풍성함을 따라 그의 성령으로 말미암아 너
희 속사람을 능력으로 강건하게 하시오며"

에베소서 3:15-16

근육의 종류는 보통 세 가지라고 이야기 합니다.

뼈와 뼈를 지탱해 주는 '골격근'이 그 하나입니다. 이
골격근은 가로무늬를 가지고 있다고 해서, 횡문근이라
고도 합니다. 우리의 의지로 움직일 수 있는 근육입니다.

또 하나의 근육은 '내장근'입니다. 이 내장근은 우리
의 내장 주변을 둘러싼 근육입니다. 우리의 내장이 신진
대사를 할 수 있게 도와주고 보호해 주는 역할을 합니다.
내장근은 우리의 의지로 움직일 수 없습니다.

세 번 째 근육은 심장을 둘러싸고 있는 '심근'입니다.
이 심근은 내 마음대로 움직일 수가 없는 동시에 많은 힘

을 낼 수 있는 독특한 근육입니다.

이 세 개의 근육을 묵상해 보면, 아주 의미 있는 사실을 발견할 수 있습니다. 우리가 보통 쓰는 골격근은 강한 힘을 낼 수 있고, 나의 의지대로 쓸 수 있는 근육입니다. 그런데 문제는 지속력이 떨어진다는 겁니다. 쓰면 쓸수록 젖산이 쌓여서 피로해집니다. 만일 이 골격근의 형태로 심장 근육을 만들었다면 우리 심장은 한참 뛰다가 쉬어야 하고 뛰면 뛸수록 젖산을 만들어서 피로해지고 말 것입니다. 그런데 하나님은 우리의 심장 근육에 강한 힘을 주셨으면서도 동시에 내 맘대로 할 수 없게 만드셨습니다. 피곤하니까 쉬어야지 하면서 심장을 멈추게 할 수 없게 하셨습니다. 그래서 우리 심장은 평생 동안 수십억 번을 뛰어도, 전혀 지치지 않고 뛸 수가 있습니다.

우리의 내장들은 불수의근이면서, 가로무늬가 없는 평활근입니다. 다시 말하면, 일이 있으면 일하고 일이 없으면 쉬는 근육이라는 뜻입니다. 위나 대장, 소장은 일거리가 없으면 쉬어야 합니다. 그때도 계속 근육이 움직인다면 내장의 수명이 얼마 가지 못할 것입니다. '기분이

안 좋으니까 소화 흡수를 하지 말아야지' 하며 자기 마음
대로 근육을 명령할 수 없게 만들어진 겁니다.

우리의 몸은 골격근도 반드시 있어야 합니다. 그래
야 순간적인 힘을 내고, 에너지를 발산할 수 있으며 외적
인 아름다움도 연출할 수 있습니다. 이렇게 골격근은 자
신의 자태를 마음껏 뽐내는 겉모습과 같습니다. 그러나
우리 몸에서 더 중요한 근육은 보이지 않게 역사하는 심
근, 내장근이라 할 수 있습니다. 속근육이 생명의 본질적
인 부분을 담당하고 있다는 것입니다.

현대인들은 골격근과 같은 겉근육에 치중합니다. 그
런데 속은 많이 병들어 있습니다. 우람한 근육을 가지고
있지만 골밀도가 현저히 떨어지는 사람, 건장해보이나
알고 보니 디스크 환자인 경우를 어렵지 않게 봅니다.

시대가 그렇습니다. 외모를 가꾸고, 근육을 키우고,
명품을 걸치고, 고급차를 타고 다니고, 눈에 보이는 것으
로 쉽사리 사람을 판단합니다. 사람들은 겉을 화려하게
해서 자기를 드러내고 싶어 합니다. 이러한 열풍은 '자기

애', '자기의'라고 하는 인간의 에고가 지나치게 부풀려져 있다는 것을 보여 줍니다.

사도 바울은 빌립보서에서 우리에게 그리스도 예수의 마음을 품으라고 합니다. 예수님은 하나님의 본체시지만 오히려 자기를 비워 내시고, 종의 형체를 가지시고, 사람의 모양으로 나타나셨습니다. 자기를 낮추시고 죽기까지 복종하시기를 십자가에 죽으시기까지 하셨다고 합니다. 예수님은 우리를 구원하시는 그 엄청난 일에 겉근육을 사용하지 않으셨습니다. 그분은 우람한 팔뚝을 들어서 적들을 때리지 않으셨습니다. 그분은 굳센 어깨 근육으로 십자가를 짊어지지 않으시고 쓰러지셨습니다. 오히려 그분은 보이지 않는 미세한 근육들을 움직여 가슴 아파하고, 눈물을 흘리고, 우셨습니다. 그리고는 채찍과 못에 겉근육들이 파괴되었습니다.

겉근육보다 속근육이 건강해야 알찬 몸이 됩니다. 우리의 인생도 겉을 치장하기보다, 속을 알차게 꽉 채워야 건강한 인생인 것입니다.

겉이 깨어지면
속이 드러난다

"그러므로 우리가 낙심하지 아니하노니 우리의 겉사
람은 낡아지나 우리의 속사람은 날로 새로워지도다"

고린도후서 4:16

우리 몸의 근육은 깊이와 기능을 고려해 두 가지로
나눌 수 있습니다. 하나는 겉근육, 이를 속근이라고 합니
다. 그리고 또 하나의 근육은 속근육, 이를 지근이라고 합
니다. 겉근육은 근육의 색이 백색이어서 백색근이라고
하고, 속근육은 적색이어서 적색근이라고도 합니다.

100미터를 달리는 선수들은 우람한 다리 근육을 가
지고 있습니다. 겉근육인 속근이 발달해 있는 것입니다.
반면에 장거리를 뛰는 선수들을 보면, 삐쩍 말라 있습니
다. 그들에게는 스피드와 빠른 에너지를 내는 속근보다,
장기적인 에너지를 발생시키는 지근이 발달되어 있는
것입니다.

이 속근과 지근의 속성을 보면, 속근은 빨리 생겼다가 운동을 안 하면 빨리 사라지는 근육입니다. 보기는 좋습니다. 그러나 우리 몸의 자세를 잡아 주거나, 지방을 25퍼센트 이상 더 태우게 하는 근육은 속근육인 지근입니다.

체조 선수들이나, 피겨 스케이팅 선수들의 몸을 보면, 허리의 코어가 완벽하게 잡혀 있는 모습을 보게 됩니다. 그들은 지근이 발달되어 있습니다. 지근은 쉽게 생기는 근육이 아닙니다. 또 운동을 안 한다고 해서 쉽게 사라지는 근육도 아닙니다. 한 번 생기면 오래오래 남아서 자세를 잡아 주고, 몸의 지속적인 에너지를 만들어 주는 역할을 하는 근육입니다.

겉근육에 대한 집착은 일종의 겉사람을 추구하는 탐욕, 욕망의 표현일 수 있습니다. 오히려 우리의 건강의 핵심은 지근인 속근육에 있는 것입니다. 속근육은 자기를 드러내지 않습니다. 인내할 줄 압니다. 고통을 견딜 줄 압니다. 마치 우리의 속사람과 같습니다.

바디 바이블

우리의 사람됨은 속근육을 닮아야 합니다. 우리의 속사람은 물질적인 것 때문에 흔들리지 않습니다. 쉽게 포기하거나 달아오르거나, 더 자극적인 것을 추구하지 않습니다. 순간적이지 않고 영원한 영적 성장을 갈망하고 추구합니다. 참고 인내하며, 자신이 가야 할 그 길을 뚜벅뚜벅 가는 것입니다.

그럼 어떻게 해야 우리의 사람됨이 속근육을 닮을 수 있을까요? 성경은 우리에게 겉사람이 깨어져야 한다고 이야기합니다. 스트레칭이나 마사지를 예로 들자면, 우리 몸의 자세에 변형이 일어나는 이유는 속근육인 지근이 굳어 있기 때문입니다. 지근은 우리의 겉근육보다 더 깊은 곳에서 우리 몸의 동맥과 정맥, 모세혈관에 보다 더 직접적인 압박을 가할 수 있습니다. 지근이 경직되어 있을 경우, 그 굳어 있는 부분 밑으로 흐르는 혈관들은 압력을 받습니다. 그렇게 되면 이 혈관과 연결된 기관으로 생성물을 옮기거나, 산소를 공급해 주는 역할에 차질이 생길 수 있습니다.

그러하기에 속근육을 풀어 주는 것이 중요합니다. 속근육을 풀어 주기 위해서는 갑옷처럼 두르고 있는 겉근육이 먼저 옷을 벗어야 합니다. 깨져야 하는 것입니다. 마치 우리 안에 있는 속사람이 드러나기 위해서, 낡은 옷인 겉사람이 깨져야 하는 것과 같은 이치입니다. 겉근육이 깨질 때는 고통이 동반됩니다. 그러나 그 고통을 직면하고 받아들일 수 있을 때, 속근육에 도달하게 되는 것입니다.

　마찬가지로, 우리의 겉사람이 자기를 부인하며 깨지는 것은 죽음과도 같은 두려움이며 불안일 것입니다. 그러나 하나님은 우리의 겉사람을 벗으라고 하십니다. 자기를 부인하고, 십자가를 지라고 하십니다. 우리의 겉사람이 깨질 때, 우리 안에 오래 봉인되어 있던 진짜 고통, 속사람의 고통에 도달하게 되는 것입니다. 그 속사람이 그리스도의 모습으로 우리 몸에 중심이 되어 줄 때 우리의 전인적인 몸이 건강해지는 것입니다.

우리 몸의 최고의 일꾼, 근육의 역할

근육이 없다면 우리 몸은 아무것도 할 수 없습니다. 근육이야말로 우리 몸에서 가장 성실한 최고의 일꾼입니다. 근육이 하는 일들을 몇 가지 소개해 보자면 다음과 같습니다.

① 뼈와 뼈를 떨어지지 않게 잡아줍니다. 우리의 모든 움직임은 뼈와 근육에 의해서 이루어지는데, 뼈와 뼈 사이에는 근육이 자리 잡고 있습니다. 그래서 뼈와 뼈를 붙잡아줍니다. 근육이 잡아당기면 뼈가 오므려지기도 하고 펴지기도 합니다. 이걸 골격근이라고 하는데, 근육이 서로 마주보는 배열 상태에서 서로 당기도록 역할을 하면서 탄력을 유지해서 힘을 내고, 뼈를 잡아 주는 것입니다.

② 자세를 바로잡아 주는 역할을 합니다. 우리 몸은 척추를 기준으로 양쪽에 근육이 있는데, 신기하게도 눈을 감고 있어도 내 몸이 삐딱한지 바로 서 있는지를 스스로 압니다. 왜 그럴까요? 하나님께서 우리 몸의 근육에 밸런스를 맞춰 주셨기 때문입니다. 그 밸

런스 덕에 허리를 바로 세우게 되고, 자세가 휘지 않게 되는 것입니다. 근육은 몸이 처지거나 좌우 높이가 다른 어깨, 다리가 되지 않도록 또는 X자 다리나 O자 다리가 되지 않도록, 허리가 굽지 않도록 잡아 주는 역할을 합니다. 이 근육이 약해지면 허리가 휘고 배가 나오게 됩니다. 결핵 척추를 앓아서 근육에 이상이 오면 심하게 굽기도 하는 것입니다.

③ 에너지를 태우는 난로 역할을 합니다. 우리 몸의 체온은 36.5도 입니다. 체온이 떨어졌을 때 우리 몸에서는 바들바들 떨리는 현상이 나타납니다. 떨면서 춥다고 합니다. 그 떠는 현상이 바로 온도를 높이기 위한 근육의 활동입니다. 몸을 떨게 해서 열을 올리는 것입니다. 반대로 추위가 가시고 열이 오르면 떨리는 현상이 사라집니다. 대신 땀이 나옵니다. 땀을 내어 높아진 온도를 정상으로 돌아오게 합니다. 또한 근육이 많을수록 기초에너지 대사량이 높아집니다. 근육이 에너지를 태우고 있다는 뜻입니다. 똑같이 먹어도 살이 안찌는 사람은 근육이 많기 때문입니다. 또한 근육은 우리가 굶었을 때에도 글리코겐을 소모해서 에너지를 만들어 내기도 합니다.

④ 몸의 탄력을 만들어 냅니다. 몸의 탄력이란 멋있으라고 있는 것이 아닙니다. 뼈와 뼈, 그리고 내장이 다치지 않도록 근육이 탱탱하게 붙잡아 주는 것입니다.

⑤ 몸의 생성물을 나르는 역할을 합니다. 근육은 동맥, 정맥, 림프절, 모세혈관 등등 혈액과 노폐물, 산소를 원활하게 신진대사할 수 있도록 도와줍니다. 만일 근육이 뭉쳐있거나 경직되어 있다면, 그 생성물들을 운반하는 길을 막아 버리는 현상이 생깁니다. 혈액순환이 저하되고, 세포에 산소 공급이 제대로 이루어지지 않게 되는 것입니다. 혈관 자체가 얇은 근육으로 이루어져 있기 때문에 이 중요한 일들을 해내는 것입니다.

⑥ 힘의 원천이기도 합니다. 근육은 글리코겐을 저장하는데, 이 글리코겐이 순간적인 에너지를 내는 요소가 됩니다.

⑦ 근육은 우리 몸에서 가장 큰 기관이라 할 수 있습니다. 근육은 640여 개 이상으로 되어 있으며, 우리 몸 전체의 45퍼센트를 차지하는 무게를 가지고 있습니다. 이와 같이 근육은 미학적인 역할뿐 아니라, 수많은 핵심적인 역할을 담당하는 아주 중요한 기관입니다.

12장

혈관Blood Vessel 묵상

'죽음'은
'죽음'으로 심판한다

"예수께서 다시 크게 소리 지르시고 영혼이 떠나시
니라 이에 성소 휘장이 위로부터 아래까지 찢어져
둘이 되고 땅이 진동하며 바위가 터지고 무덤들이
열리며 자던 성도의 몸이 많이 일어나되"

마태복음 27:50-52

마르틴 루터Martin Luther(1483-1546)가 라틴어인 성경
을 독일어로 번역할 때 있었던 이야기입니다. 종교 개혁
의 위대한 일을 수행하던 루터에게 어느 날 마귀가 찾아
옵니다. 마귀는 양쪽 손에 무엇인가 빽빽하게 쓰인 종이
를 쥐고 있었습니다. "그것이 무엇인가?" 묻자 마귀가 대

답을 합니다. "이건 네가 지은 죄의 기록들이다."

루터가 받아서 읽어 보니 사실이었습니다. 자기가 지었던 모든 죄와 기억하고 있지 못하던 죄들까지 기록한 종이였습니다. 루터는 인정할 수밖에 없었습니다. "이것이 전부인가?"라고 묻자 마귀는 음흉한 미소를 띠며 이야기를 합니다. "천만에, 또 있지." 그리고는 또 다른 죄의 기록들을 가지고 왔습니다. 이번에도 루터는 자신의 죄들을 인정할 수밖에 없었습니다. "이제 전부인가? 또 있는가?" 그러자 마귀는 역시 "또 있다." 하고는 같은 기록을 들고 루터에게 내밀었습니다. 루터는 이번에도 인정할 수밖에 없었습니다. "아직 남은 것이 있는가?" 그러자 마귀는 "이게 전부다."라고 대답을 했습니다.

루터는 아무 말도 없이 그 기록들을 들고 책상에 앉았습니다. 그리고는 펜에 잉크를 찍어서 묵묵히 그 기록들 한 장 한 장에 똑같은 말을 써 내려갔습니다. 바로 그 써 내려간 말이 요한일서 1장 7절 말씀, "그 아들 예수의 피가 우리를 모든 죄에서 깨끗하게 하실 것이요"입니다. 그 글을 본 마귀는 더 이상 아무 말도 할 수 없었습니다.

바디 바이블

분노와 절망의 입김을 내뿜으며 물러가고 말았다는 이야기입니다.

　우리 기독교를 피의 종교라고 합니다. 신구약 전체를 관통하는 하나의 주제를 이야기하라 한다면 피라고 말을 해도 과언이 아닙니다. 왜 그토록 피가 중요할까요? 왜 기독교를 피의 종교라 말하는 것일까요? 저는 직업상 피를 많이 보게 됩니다. 환자들의 몸에서 흐르는 피를 닦아내다 보니 피에 관해 많은 묵상을 하게 됩니다.

　'왜 예수님의 피가 우리의 모든 죄를 깨끗하게 하는 능력이 될까?' 저는 그 이유를 이렇게 생각합니다. 예수님이 죽으신 골고다는 해골이라는 뜻입니다. 해골은 곧 인간이 절대로 극복해 낼 수 없는 '죽음'의 상징입니다. 성경은 '죽음'을 '죄의 삯'이라고 말씀합니다.

　예수님의 공생애 마지막은 해골인 골고다에서 이루어졌습니다. 이것은 인간이 죄로 말미암아 맞이하게 될 '죽음'이라는 절대 권세를 무찌르는 것을 의미합니다. 죽음이라고 하는 해골의 정수리에 십자가를 꽂아 버린 사

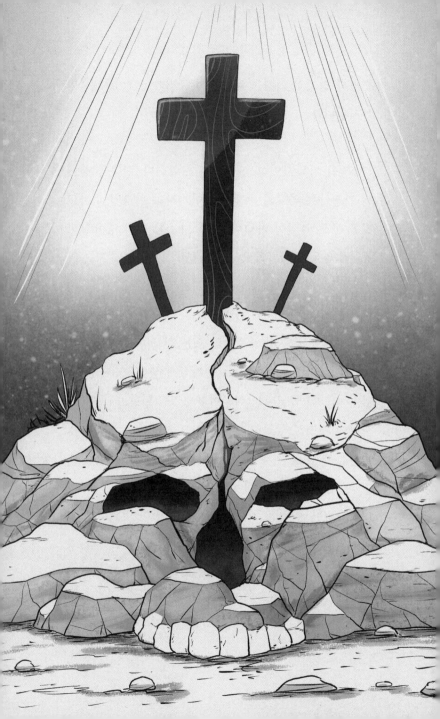

건이 바로 십자가의 피 흘리심이라는 것입니다.

그 해골이 바로 우리 모두를 장악하고 있는 절대 권세였는데, 예수님께서 그 절대적인 권세의 정수리를 찌르심으로 '죽음'을 '죽음'으로 심판하신 것입니다. 예수님의 피를 바른 우리들은 예수님의 '죽으심'으로 나의 '죽음'을 심판한 것입니다. '죽음'이라고 하는 권세가 죽어버림으로써, 내게 죽음을 선언한 우리의 죄 역시 도말되어 버린 것입니다.

골고다가 바로 내 존재의 원형입니다. '나는 죽음입니다. 나는 해골입니다.' 그런데 2000년 전 예수님께서 내 원형인 해골에 피를 흘려주셨습니다. 그 피로 해골을 적셔 주셨습니다. 그 피로 나를 적셔 주셨습니다. 그 피로 죽음을 박살내 버리신 것입니다. 그리고 골고다에 흐르는 그 피가 내게도 흐르고 있는 것입니다. 피로 죽음을 이겨 내신 승리의 액체가 우리 모두에게 흐르고 있는 것입니다.

영원한 생명은
예수의 피 속에 있다

"육체의 생명은 피에 있음이라 내가 이 피를 너희에
게 주어 제단에 뿌려 너희의 생명을 위하여 속죄하
게 하였나니 생명이 피에 있으므로 피가 죄를 속하
느니라"

레위기 17:11

우리가 '피'라고 부르는 혈액은 우리 몸에서 어떤 일
들을 감당할까요? 혈액은 혈관 안에서 일을 합니다. 그
안에 산소와 영양소를 액체 상태로 유지하고 있습니다.
폐에서 깨끗한 산소가 들어오면 혈액은 혈관을 타고 산
소를 구석구석까지 운반해 줍니다. 또 우리 몸 곳곳에서
만들어 낸 이산화탄소와 노폐물들을 혈액이 수거해 갑
니다. 청소차가 지나가면 우리의 집 앞과 마을이 깨끗해
지듯이 혈액의 작용으로 우리의 몸도 깨끗하고 건강한
상태를 유지하는 것입니다. 세포 100조 개 하나하나가

우리 몸에 흐르는 혈액을 통해서 먹고 숨 쉬고 배설하고 청소함으로써 생명 활동이 유지되는 것입니다.

혈액은 호르몬을 분비하고 당을 떨어뜨려 주는 일을 합니다. 더불어 몸이 뜨거워지거나 차가워지지 않도록 혈관들이 늘었다 줄었다 하면서 온도를 조절해 줍니다. 또한 가시에 찔리면 피부가 빨갛게 부어오르면서 혈액이 몰리는데, 이는 그 독소를 치우기 위해 백혈구가 몰려오는 것입니다. 바이러스가 몰려오면 항체를 보내 주고 칼에 베이면 흐르는 피를 멈추기 위해 혈소판이 일을 합니다. 우리의 몸을 지키고 안전하게 보호해 주는 일까지 혈액이 감당하고 있습니다.

성경은 육체의 생명이 피에 있다고 말씀합니다. 우리 몸에서 5리터 정도밖에 되지 않는 액체 속에 우리의 생명이 있다는 뜻입니다. 그래서 우리의 죄를 속죄하는 것은 오직 피라고 하십니다.

다른 의미는 제쳐 두고서 의사의 시각으로 볼 때, 이

보다 더 정확한 표현은 없다고 봅니다. 우리의 몸의 구석 구석 세포 하나에 이르기까지 그 자체로는 생명이 없습니다. 살아있다는 것은 호흡한다는 것이고, 에너지를 태워 활동한다는 것인데, 우리 안에 있는 모든 존재는 그 자체로 숨을 쉬고, 그 자체로 에너지를 태울 수 있는 독립된 존재가 아니라는 것입니다. 오직 피를 통해서 산소와 에너지를 공급받아야만 하는 의존적인 존재라는 것입니다.

피를 끊는다는 것은 생명이 중단된다는 것입니다. 그러나 우리가 가지고 있는 피는 한계가 있습니다. 우리의 피는 마르고 닳아 없어집니다. 우리의 피로는 영원히 살 수 없습니다.

예수님은 제자들에게 포도주를 주시면서 이는 죄사함을 얻게 하려고 많은 사람을 위하여 흘리는 내 피니 받아 마시라고 하십니다. 예수님의 피를 먹어야 영원한 생명을 얻게 된다는 것입니다. 도대체 어떻게 예수님의 피

바디 바이블

가 우리에게 영생을 주시는 것일까요? 예수님께서 피를 흘리셨을 때, 해골이란 뜻을 가진 골고다에 그 피가 스며들었습니다. 모든 인간의 원형이라고 할 수 있는 해골, 곧 죽음 속으로 그분의 피가 스며들어 왔습니다. 해골들이 예수님의 피를 마셨습니다. 그러자 휘장이 찢어지고, 무덤들이 열리고 죽은 자들이 살아 일어났습니다.

우리도 해골입니다. 우리가 죽음입니다. 죽음 가운데 놓여 있는 이 무덤 안으로 예수님의 피가 들어와야 사는 것입니다. 무덤인 우리가 예수님의 피를 마셔야 살아나는 것입니다.

예수님의 피는 성령입니다. 하나님이 우리에게 주신 언약의 말씀입니다. 그 언약의 말씀 안에는 하나님의 아들 독생자를 구주로 영접하는 자에게 영원한 생명을 주시겠다는 약속이 들어 있습니다. 예수 그리스도를 나의 구주로 받아들이는 인생이 예수님의 피를 마시는 것입니다.

생명이란
'연결'이다

"내 안에 거하라 나도 너희 안에 거하리라 가지가
포도나무에 붙어 있지 아니하면 스스로 열매를 맺
을 수 없음 같이 너희도 내 안에 있지 아니하면 그러
하리라"

요한복음 15:4

톰 행크스가 주연한 『캐스트 어웨이』(2000)라는 영화
를 보면 주인공은 무인도에 '멀리 던져진' 신세가 됩니다.
그 영화에서 주인공은 배구공에 사람 얼굴을 그려 넣고
'윌슨'이라는 이름을 지어 줍니다. 그리고는 마치 사람을
대하듯이 인격적인 대우를 해 줍니다. 세상 모든 것들과
의 연결이 끊긴 '고립'에서 오는 공포감을 극복하기 위해
'윌슨'을 의지한 것입니다.

또 한 편, 『그래비티』(2013)라는 영화가 있습니다. 이
영화에서도 섬뜩한 인간의 공포를 이야기합니다. 조지

클루니와 산드라 블록이 서로 교신이 끊깁니다. 그리고 우주의 무중력 상태에서 한없이 표류할 수밖에 없는 상황을 만나게 됩니다. 인간의 공포란 무엇인가? 이 영화 역시 단절에서 오는 공포를 보여 주는 것입니다.

왜 인간은 '단절'이라고 하는 것을 두려워하며, '연결'을 원하는 것일까요? 그 이유는 '단절'은 곧 죽음을 의미하며, '연결'은 곧 생명을 의미하기 때문입니다.

혈관은 우리에게 연결의 의미를 알려 주고 있습니다. 우리의 몸 역시 '연결'되어 있습니다. 심장과 폐, 간과 같은 내부 장기들로부터 몸통과 팔 다리, 그리고 머리, 그 안에 살아 움직이는 100조 개의 세포들 모두 '연결'되어 관계를 맺고 상호 관계를 유지하고 있습니다. 그 모든 관계를 '연결'해 주고 있는 것이 바로 우리 몸의 혈관입니다. 심장에서 뿜어내는 피 안에는 산소와 영양분이 담겨져 있습니다. 이 피가 동맥과 정맥, 모세 혈관을 통해 우리 몸의 모든 세포 하나하나에까지 전달됩니다.

모세혈관은 우리 몸 전체를 99퍼센트 감싸고 있습니

다. 그 길이만 무려 10만 킬로미터 이상입니다. 모세혈관은 산소가 부족하면 스스로 혈액이 이동할 길을 만들어 냅니다. 내부의 장기를 감싸고 산소와 영양분을 실어 나릅니다. 혈관이 없다면 우리 몸은 산소도 수분도 영양분도 공급받지 못하게 되어 있는 것입니다.

혈관은 혈액이 지나가는 길입니다. 혈액이 심장의 동맥으로 나와서 우리 몸의 기관을 돌고 다시 정맥을 통해 심장으로 들어오는 동안 우리 몸 곳곳에 산소와 영양소를 공급해 주고, 노폐물과 이산화탄소를 거두어들입니다. 이처럼 혈액은 우리 몸에 있어서 잠시도 없어서는 안 될 존재입니다. 하지만 혈관이 없다면 혈액은 스스로 움직일 수 없어 아무 소용이 없습니다. 연결되어 있지 않다면 살 수가 없다는 것입니다.

예수님은 우리에게 너희가 나를 떠나서는 아무것도 할 수 없다고 하십니다. 예수님과 연결되어 있지 않으면 아무것도 아니라는 말씀입니다.

오늘날 현대인들의 최대 관심사는 소외감입니다.

부익부 빈익빈에 따른 경제적 소외를 인생의 가장 큰 문제로 정의 내리고 있습니다. 인간의 근본적인 문제를 물질적인 것으로 이해하고 있다는 것입니다. 물론 사람은 먹지 못하면 살 수 없습니다. 먹고사는 문제도 중요합니다. 그러나 과연 먹고사는 문제가 전부일까요? 하나님과 연결되어 있지 않은 근원적 소외의 상태에서 첨단 사회의 부를 누린다고 해서 그 단절이 극복될 수 있냐는 것입니다.

'연결'이란 눈에 보이지 않는 신비입니다. 하나님은 보이지 않지만 우리와 연결된 관계를 원하십니다. 하나님과의 단절은 먹고 마시고 숨을 쉬지만 진정한 생명을 누리지 못하는 영적인 죽음의 상태인 것입니다.

우리 몸에 보이지 않는 혈관들은 우리의 생명을 연결해 줍니다. 혈관은 하나님과의 보이지 않는 연결이 곧 생명이라는 가르침을 우리에게 알려주고 있는 것입니다.

서로 다르지만
이름은 하나이다

"그에게서 온몸이 각 마디를 통하여 도움을 받음으로 연결되고 결합되어 각 지체의 분량대로 역사하여 그 몸을 자라게 하며 사랑 안에서 스스로 세우느니라"

에베소서 4:16

　우리나라의 도로들은 모두 연결되어 있습니다. 어디를 가나 편하게 갈 수 있도록 만들어졌습니다. 저희 아들이 인제에서 군 생활을 했는데 예전에는 '인제 가면 언제 오나' 하면서 원통하다고 말했었는데, 지금은 그 원통한 곳을 1시간 30분이면 갑니다. 예전에는 멀미에 시달리고, 몇 번이나 차를 갈아타고, 길도 험했습니다. 그런데 지금은 시원하게 뚫려 있습니다. 아들을 보러 면회를 갈 때면 마치 양탄자를 타고 날아가는 것처럼 상쾌했습니다.

　서울시에서 운영하는 버스를 보면 그 색에 따라서

역할이 다릅니다. 파란색 버스는 시내 주요 도심, 혹은 외각과 도심을 연결해 줍니다. 그리고 연두색은 특정 지역 내에서의 이동성을 확보해 간선버스와 지하철 노선을 연계해 줍니다. 빨간색은 대도시와 위성도시를 연결해 주는 역할을 합니다. 노란색은 한 지역 내에서 단거리로 순환하는 순환버스입니다. 이렇게 버스들마다 운행하는 반경에 따라 하는 일이 달라집니다.

우리는 이 중에 어떤 버스가 더 중요하다고 말할 수 없습니다. 또 한 가지 색의 버스만 타고 생활할 수도 없습니다. 이렇게 각각의 버스들마다 역할이 세분화되어 있고, 이 모든 것이 유기적으로 연결되어야 원활한 통행이 가능하다는 이야기입니다.

나라 안에서 도로도 마찬가지입니다. 우리나라의 도로 지도를 보면 큰 도시나 주요 지점들을 연결하는 고속도로가 나있고, 그 사이사이를 연결하는 국도가 있습니다. 경우에 따라서는 고속도로가 유용하고, 일상 속에서는 국도가 유용하기도 합니다. 둘 다 필요한 것입니다.

우리 몸에 연결되어 있는 혈관은 예수 그리스도를 통해 하나로 연결된 교회의 모습을 보여 줍니다. 사도바울은 에베소서 2장에서 둘이었던 이스라엘 사람들과 이방인들이 한 몸이 되었다고 합니다. 서로 연결된 하나의 성전이 되었다고 합니다.

혈관은 우리 몸 구석구석을 연결하는 도로망입니다. 모든 세포들이 각각의 폐를 가지고 있지 않지만 혈관의 도로망 덕분에 하나의 폐에서 만든 산소를 온 몸 구석구석까지 전달받을 수 있습니다. 더불어 몸 곳곳에서 만들어진 찌꺼기와 이산화탄소를 거두는 것도 혈관이 존재함으로 우리가 누리는 혜택입니다. 예수님은 친히 화평의 왕으로 혈관과 혈액이 되셨습니다. 각자의 역할과 달란트를 가진 성전 된 우리의 구석구석을 한 몸으로 연결하고 계신 것입니다. 그럴 때 그리스도를 중심으로 한 성도의 모임은 하나님께서 거하실 처소, 즉 하나님의 집으로 세워져 간다고 하셨습니다.

우리는 그리스도 안에서 한 몸이며 한 지체입니다. 몸의 기관들은 서로 다른 역할을 하면서도 서로 약한 점

을 돌아보고, 아프면 함께 아프고, 기쁠 때는 함께 기뻐
합니다. 다리가 달음박질을 잘하여 1등을 하면 다리에게
상을 주는 것이 아니라 온몸에게 상을 주어 함께 기뻐하
는 것입니다. 그것은 같은 피—혈액에 참여하고 있기 때
문입니다. 혈관을 통해 유기적으로 연결된 모든 지체들
은 같은 피를 마신 한 몸인 것입니다.

성도들은 예수님의 성만찬 약속으로 인해 '한 피에
참여한 한 몸'입니다. 성도 다르고 지역도 배경도 가치관
도 다르지만, 그 모든 '다름'들이 예수의 이름 안에서 하
나가 되는 것입니다.

그렇다면 더 이상 우리는 우리 자신으로 일컬음 받
을 수 없습니다. 우리의 지체들은 각자의 이름인 위, 장,
쇄골 등으로 불리는 것이 아니라 그 몸의 주인의 이름으
로 불리듯이, 우리의 머리 되신 예수님의 이름 안에서 우
리가 불리게 되는 것입니다. 세상과 나는 간 곳 없고 구
속한 주만 보이게 되는 것입니다.

생명을 연결시키는
좋은 콜레스테롤

"마음을 같이하여 같은 사랑을 가지고 뜻을 합하며
한 마음을 품어 아무 일에든지 다툼이나 허영으로
하지 말고 오직 겸손한 마음으로 각각 자기보다 남
을 낫게 여기고"

빌립보서 2:2-3

비유로 말하자면 예수님은 각 지체를 연결해 주시는
혈관이면서 필요를 공급하고 병원균과 같은 외부 침입
으로부터 자신의 몸을 던져 치유하는 혈액이십니다.

혈관과 혈액의 흐름을 막는 것은 나쁜 콜레스테롤
LDL입니다. 이 콜레스테롤은 우리 몸 곳곳에 혈액이 원
활하게 전달되는 것을 방해합니다. 그렇다면 한 몸인 교
회 안에서 혹은 모든 믿는 자들 사이에서 나쁜 콜레스테
롤은 없을까요? 예수님의 생명이 몸의 모든 곳으로 흐를
수 있도록 도와주고 장애물을 제거하는 좋은 콜레스테

바디 바이블

롤도 있지만 그 흐름을 방해하는 나쁜 콜레스테롤도 존재합니다. 예수님의 흐름을 방해하는 것들이 분명히 있습니다.

먼저 사탄의 역사입니다. 마태복음 13장에서는 밭에 좋은 씨를 뿌렸으나 원수가 가라지를 뿌렸다고 하십니다. 오늘날에도 보이지 않게 개인주의, 물질만능주의, 세속주의와 같은 사상, 이단 등이 혈액 되신 예수님의 온전한 공급을 방해합니다. 때로는 우리를 찾아오는 고난이 예수님께서 주시는 양분을 온전히 흡수하지 못하게 하고, 우리 안에 있는 불신앙의 노폐물들을 주님 앞에 내려놓지 못하게 하는 걸림돌이 되기도 합니다.

우리 자신이 나쁜 콜레스테롤이 되지 않도록 해야 합니다. 성경에서 말하는 성도는 예수님으로 묶인 한 몸입니다. 만약 그중 한 지체에 혈액이 공급되지 않게 되면 그 피해는 누구에게 돌아갈까요? 몸 전체입니다.

그렇다면 우리는 내가 생각하기에 필요한 존재이든 불필요한 존재이든, 좋든 싫든 예수님의 혈액이 공급되는 혈관을 막아서는 안 됩니다. 아무 일에든지 다툼이나 허영으로 임하지 말고 오직 겸손한 마음으로 각자 자기보다 남을 낮게 여길 줄 알아야 합니다. 예수님처럼, 스데반이나 바울처럼 시기, 질투, 비난 대신 용서와 포용이 있는 사랑의 혈액이 흐르게 하는 성도가 돼야 합니다.

교회 공동체는 정이 많습니다. 남의 일이라고 해도 서로 자기 일처럼 나서서 도와줍니다. 그런데 그 이면에는 다른 사람의 이야기를 하거나 허물을 들추어내는 일, 자신의 의를 드러내는 것에도 적극적인 면이 있습니다. 사도 바울이 옥에 갇혔을 때 도와준 교회도 빌립보 교회였지만, 같은 마음을 품지 못하고 말이 많았던 교회도 빌립보 교회였습니다. 마찬가지로 교회는 누군가를 돕고 살리는 일에도 적극적이지만, 반면 누군가에 대해 좋지 않은 것을 함부로 말하는 부분도 많이 있습니다.

왜 그렇게 되는 것일까요? 물론 사람이 많이 모인 곳이 교회이기 때문입니다. 오직 예수님만 존재하셔야 하는데 자신이 존재하기 때문입니다. 혈관 속에 혈액인 주님 말고 다른 나쁜 콜레스테롤, 즉 내 생각이 쌓여서 흐름을 방해하는 것입니다. 예수님과 연결된 자의 주인은 오직 예수님 한 분입니다. 각자 자신의 생각이 없을 수는 없지만 자신의 생각과 판단이 주님을 앞선다면 자신이 재판장 되는 것입니다. 그것이 주인 되신 주님의 흐름을 방해하는 것입니다. 예수님을 하나님의 아들로 인정하는 순간 예수님의 혈관이 우리에게 뿌리를 내리고 그분의 생명, 즉 혈액을 공급받는 한 몸이 됩니다.

성경은 선한 일을 하다가 낙심하지 말라고 하셨습니다. 다만 예수님께 꼭 붙어 예수님의 생명인 피를 공급받으라고 말씀하고 있습니다. 우리는 어떠한 방해와 어려움도 이겨 내고, 주님의 역사가 더 많은 지체들과 영혼들, 세포 구석구석까지 흐를 수 있도록 방해 요소들을 기도로 제하는 좋은 콜레스테롤이 되어야 합니다. 그리스도의 생명력을 가로막는 차단자가 아니라, 그 생명력을 교회의 지체들과 이 세상에 흘려주는 생명의 전달자가 되어야 합니다.

혈관 혈액의 적, LDL콜레스테롤

콜레스테롤은 스테로이드 물질의 전구체이면서 성 호르몬, 피질 호르몬을 만드는 데에도 필요합니다. 또한 세포막을 구성하여 세포의 유동성을 좌우합니다. 생명활동에 중요한 구성요소라고 할 수 있습니다. 그러나 우리가 이미 알고 있는 것처럼 과할 경우 혈관 속의 혈류 이동을 방해하고 혈관 벽을 막아 질병을 유발할 수 있습니다.

뇌졸증, 심근경색, 고지혈증, 고혈압 등 소위 성인병이라고 말하는 질병 중에 혈관에 관련된 질병이 많습니다. 그밖에도 혈관에 생긴 문제에 따라 뇌혈관질환, 신혈관질환, 말초혈관염, 정맥류, 혈전정맥염, 정맥혈전증, 모세혈관종, 모세혈관확장증 등으로 나누기도 하고, 혈관 부종과 관련된 아나필락시스, 혈관신경부종 같은 질병도 있습니다.

콜레스테롤은 고밀도지단백(HDL)과 저밀도지단백(LDL)으로 나뉩니다. 고밀도지단백은 세포나 조직에 남아있는 여분의 콜레스테롤을 빨아들여 혈관을 청소해 주는 역할을 합니다. 저밀도지단백이 지나치게 많을 경우 동맥에 쌓여 혈관을 좁게 만들고 혈관의 유동성을 떨어뜨립니다. 쉽게 말하면 고밀도지단백은 좋은 콜레스테롤, 저밀도지단백은 나쁜 콜레스테롤이라고 할 수 있습니다. 운동을 하면 좋은 콜레스테롤인 고밀도지단백은 증가하고 심장병의 위험이 줄어듭니다.

LDL콜레스테롤을 만드는 트랜스지방

대체적으로 고지방을 섭취하면 HDL과 LDL이 함께 증가하고 저지방을 섭취하면 둘 다 감소하는데, 어떤 음식은 몸에 좋은 HDL의 수치는 낮추면서 몸에 나쁜 LDL의 수치는 높이는 경우가 있습니다. 바로 트랜스지방입니다. 지방에 대해 간단히 설명하자면 지방에는 포화지방과 불포화지방이 있습니다. 포화라는 말은 지방산에 수소가 가득 차 있는 경우인데 흔히 상온에서 고체인 동물성 지방이 이에 해당하며 몸에 해롭습니다. 반면 지방산에 결합한 수소원자의 개수가 적은 경우로 상온에서 액체인 식물성 기름이 주로 불포화 지방에 해당하고 몸에 이롭습니다.

그런데 상온에서 액체인 식물성 지방에 수소를 첨가해 인위적으로 고체로 만든 지방이 트랜스지방입니다. 트랜스지방을 섭취할 경우 위에서 말한 것처럼 HDL의 수치는 낮추고 LDL의 수치는 증가시키기 때문에 이중으로 유해합니다.

13장

관절염Arthritis 묵상

움직임이 삶의 질을
결정한다

"아담에게 이르시되 네가 네 아내의 말을 듣고 내가
네게 먹지 말라 한 나무의 열매를 먹었은즉 땅은 너
로 말미암아 저주를 받고 너는 네 평생에 수고하여
그 소산을 먹으리라"

창세기 3:17

현재 우리나라에서 병원을 방문하는 환자들 중 가
장 많은 사례가 무엇일까요? 누구나 걸리는 병이 감기니
까 감기환자가 제일 많지 않을까 생각하기 쉽습니다. 그
런데 그렇지가 않습니다. 2016년 병원을 찾은 사례 중 감
기는 56만 명 정도입니다. 100명 중 한 명 꼴입니다. 반면

에 무릎 관절 때문에 병원을 찾은 사람들은 270만 명이나 됩니다. 더군다나 이 수치는 병원을 찾아온 숫자이지, 실제로는 퇴행성관절염 환자만 350만 명으로 추산을 합니다. 류마티스 관절염, 강직성 척추염, 건선 관절염 등을 포함한 수치입니다. 아마 백 가지가 넘는 관절염의 종류를 모두 헤아려보면, 관절염을 앓는 환자의 수는 500만 명에 육박할 것이라고 봅니다.

다행히 관절염은 목숨과 직접적으로 관련된 질병은 아닙니다. 그래서 젊은 사람들은 먼 훗날 있을지도 모르는 막연한 병이라고 치부해 버리기도 합니다. 그러나 우리나라의 경우 50대 중 3분의1은 퇴행성관절염을 경험하고 75세를 넘어가면 80-90퍼센트가 관절염을 앓습니다. 관절염은 이제 우리 현대인들에게 운명이 되어버렸습니다.

지금 시대를 100세 시대라고 말하기 시작한 것도 벌써 10년이 되어가고 있습니다. UN통계에서 현대인들의 수명을 이제 100세로 정해놓고 있습니다. 그 100세를 사는 동안 80-90퍼센트는 30년 넘게 관절염의 통증을 겪으면서 살아야 하는 것이 현대인들의 운명이라는 것입니다. 100년을 산다고 가정해 볼 때, 제대로 서지도 못하고 걸을 수도 없다면 그 100년은 무슨 의미일까요? 아마도 감옥과 같을 것입니다. 가고 설 자유를 뺏긴 100년은 자신의 몸 안에 갇힌 감옥 생활인 것입니다.

저는 인생에서 '양'도 중요하지만 '질'이 더 중요하다고 생각합니다. '삶의 질', '건강의 질', '행복의 질' 등을 결정하는 기본 토대가 바로 우리의 두 다리입니다. TV에서 80세가 넘으신 할머니가 발레를 하는 광경을 우연히 본 적이 있습니다. 머리카락만 백발이었지, 몸놀림은 30대의 보통 사람과 다르지 않았습니다. 그분의 뼈마디마다 붙어있는 관절들은 말 그대로 자유자재 그 자체였습니다. 관절의 핵심은 연골입니다. 오래 쓸 수 있는 연골이 늘 저축되어 있어야합니다. 연골은 닳아 없어지지만 새롭게 생성됩니다. 잘 먹고 노폐물만 잘 제거되면 오래 쓸 수 있는 것이 연골입니다.

오랫동안 관절의 건강을 유지하기 위해서는 '움직임'이 중요합니다. 움직이면 관절의 노폐물들이 빠져나감

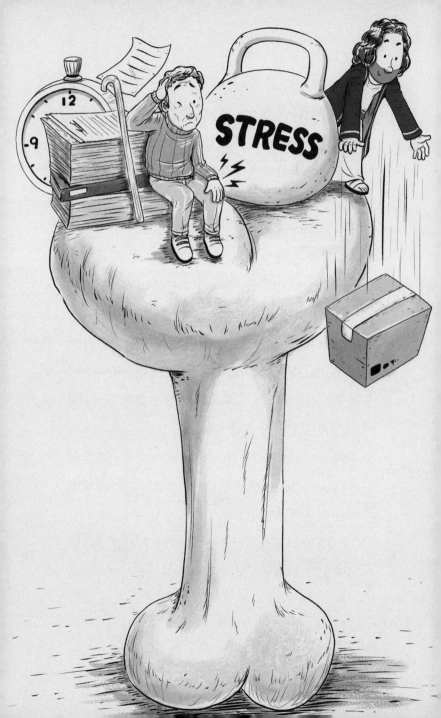

니다. 새로운 영양을 공급받고 연골이 생성됩니다. 관절을 가진 존재가 만들어 낼 수 있는 가장 아름다운 모습은 '움직임'입니다.

인간의 '움직임'은 기계와 비교할 수 없습니다. 포크레인의 움직임은 부자연스럽습니다. 아무리 잘 만든 로봇이라도 인간의 움직임을 따라오지 못합니다. 하나님은 우리에게 부드럽고 자연스럽게 움직일 수 있도록 그 무엇도 흉내낼 수 없는 관절을 주셨습니다. 우리는 하늘을 나는 새를 보면 자유를 느낍니다. 저 새처럼 자유롭게 날아다니고 싶어 합니다. 그러나 새의 날갯짓보다 더 유려한 것이 관절의 움직임입니다. 아기의 작은 손가락이 꼬물꼬물 움직이는 것을 보면 아름답고 신비롭습니다. 인간은 그 어떤 존재보다 아름다운 관절의 미를 만들어 냅니다.

관절이 건강하려면 움직여야 합니다. 인간의 관절의 개수는 143개입니다. 이 관절들이 만들어 낼 수 있는 움직임은 수를 헤아릴 수 없습니다. 손가락, 발가락, 목, 무릎, 팔목, 팔꿈치, 허리 등 인간은 온몸 마디마디의 관절로 움직임들을 만들어 내야 합니다. 그 무엇인가를 향해, 그 어딘가를 향해 우리는 끊임없이 움직여야 합니다. 수고하는 땀을 멈추지 말아야 합니다. 스스로 보람과 가치를 느끼는 일들을 향해 쉬지 않고 움직여 나갈 때, 우리는 행복을 느끼고, 건강한 관절을 갖게 되는 것입니다.

관절의 연골만큼 마음의 연골이 중요하다

"누구든지 하나님을 사랑하노라 하고 그 형제를 미워하면 이는 거짓말하는 자니 보는 바 그 형제를 사랑하지 아니하는 자는 보지 못하는 바 하나님을 사랑할 수 없느니라"

요한일서 4:20

관절염이란 한마디로 관절에 있는 연골이 닳거나 갈라지거나 찢어지면서 염증을 일으켜 겪는 통증입니다.

시큰거리고 퉁퉁 부어오르기도 하고, 무릎이 뻣뻣해서 굽히거나 잘 펴지지 않습니다. 움직일 때마다 뼈가 부딪히는 소리가 들리기도 합니다. 잘 걷지도 못하고, 심하면 엉덩이를 끌고 다녀야 하는 상태가 되기도 합니다. 다리의 변형이 생겨서 O자형으로 휘어지기도 합니다.

저희 병원에 온 환자분 중 30년 동안 관절염을 앓아 온 80대 노인이 있었습니다. 얼마나 아팠으면 그분 말씀이 "딱 30분만이라도 아프지 않으면 소원이 없겠다"였습니다. 관절염이 오는 직접적인 원인은 대개 연골판과 연골의 문제입니다. 우리의 무릎은 허벅지뼈인 대퇴골과 종아리뼈인 경골이 연결되어 있습니다. 이렇게 뼈와 뼈가 연결된 곳을 관절이라고 합니다. 이런 관절이 우리 몸에 천 개 정도 있습니다. 우리가 굽히고 펴고 하는 자연스러운 곡선을 만들어 낼 수 있는 것은 관절이 있기 때문입니다.

뼈와 뼈가 연결되어 있는데, 그 사이에 아무것도 채워져 있지 않다면 마치 타이어가 없는 자전거를 타고 다니는 것과 같습니다. 쇳덩어리가 시멘트 바닥을 긁고 다닌다면, 삐걱거리고 마모되고 변형이 일어날 것입니다. 이렇게 생기는 염증이 일반적인 관절염입니다. 연골판이 손상되고, 연골이 닳아 없어지면서 뼈와 뼈가 닿아 생기는 통증인 것입니다.

하나님께서 우리 몸에 주신 이 연골이 얼마나 신비롭냐 하면, 아주 단단하면서도 유연합니다. 그래서 뼈와 뼈 사이의 충격을 흡수해 완충하는 기능을 수행합니다. 얇은 두께이면서도 이런 놀라운 기능을 발휘합니다. 우리 몸 곳곳에 이 윤활제들이 위치하고 있습니다.

로봇을 만들 때 가장 힘든 부분이 관절에 해당하는 부분들이라고 합니다. 로봇의 움직임이 자연스럽지 못하고 삐걱대는 소리를 내는 것은 관절의 연골에 해당하는 부분이 매끄럽지 못하기 때문입니다. 연골이 닳아 없어진 사람들도 움직일 때 기분 나쁜 소리가 납니다.

저는 인간의 연골을 묵상하면서 사람과 사람의 관계에서도 이를 매끄럽게 해주는 연골이 있어야 한다는 생각을 했습니다. 인간관계는 마음 맞추기입니다. 마음과 마음을 맞추는 데 소리가 나고 맞출수록 통증이 옵니다. 서로 부딪히면 유난히 딱딱하고 뾰족하게 느껴지는 것이 사람의 마음입니다. 마치 연골이 닳아 없어진 것처럼 서로가 서로에게 관절염과 같은 마음의 염증을 일으킵니다. 강퍅한 세상에 점점 길들여지면서 물렁물렁했던 마음이 딱딱하게 굳어지고, 그 굳어진 마음을 돌처럼 문질러서 상대의 마음을 아프게 합니다.

예수님은 산상수훈에서 하나님의 계명의 본뜻이 사랑임을 보여 주셨습니다. 형제를 모욕하고 미워하지 않는 사랑의 정신, 마음으로도 음욕을 품지 않는 생명 존중의 정신이 없다면 그것이 살인이고 간음이라고 하셨습니다. 마음의 연골이란 사랑이고 존중입니다. 사랑과 존중이 없는 마음은 연골이 없는 관절과 같이 서로의 마음을 병들게 하고, 아프게 하고, 무너지게 할 뿐입니다. 우리의 마음속에 사랑과 존중이라는 연골이 채워져 있을 때 서로의 아픔을 덜어내 주고, 서로가 서로에게 부드러운 마음의 속살을 보여 주게 되는 것입니다.

관절염의 특효는
내려놓음이다

"믿음으로 말미암아 그리스도께서 너희 마음에 계
시게 하시옵고 너희가 사랑 가운데서 뿌리가 박히
고 터가 굳어져서"

에베소서 3:17

2014년 미래경제뉴스에 국내 교수진들이 퇴행성관
절염을 일으키는 원인을 찾아낸 성과가 소개된 일이 있
습니다. 관절염의 원인은 연골의 문제였습니다. 그런데
연골이 어떻게 망가지고 닳게 되는가에 대해 병리학적
인 이유를 찾아내지 못했습니다. 그런데 국내에서 그 원
인을 찾아내 세계적인 생명과학저널 「셀」지에 논문으로
발표했습니다.

연골이 닳아 없어지는 주요 원인에 대해 그 연구팀
은 '아연 이온의 농도 증가' 때문이라고 밝힙니다. 우리
의 관절 속에 있는 연골세포에 아연 이온이 많아지면서

연골 퇴행을 일으키는 단백질을 활성화시켰다는 것입니다. 우리 몸에 필수적인 무기질인 아연이 많아진 것이 관절염의 문제라는 것입니다. 그러면서 연구진은 아연 이온을 증가시키는 단백질이 증가된 원인을 '스트레스'로 뽑고 있습니다.

저는 현대인들의 질병 중 80퍼센트 이상은 스트레스와 깊은 연관이 있다는 확신을 가지고 있습니다. 스트레스란 위기나 위험 혹은 도전의 상황에서 일어나는 긴장 상태라고 할 수 있습니다. 이런 점에서 스트레스가 나쁘기만 한 것은 아닙니다. 시험을 앞둔 학생이나, 경기를 앞둔 선수가 긴장 상태에 빠져드는 것은 일정부분 필요하기 때문입니다.

그러나 그 긴장 상태가 완화되지 않고 지속되면 문제가 됩니다. 치열한 삶의 생존 전쟁터에서 살아남으려는 긴장 상태, 수많은 인간관계에서 오는 긴장, 소외감과 미래에 대한 두려움, 자기의 욕망의 성취를 위한 압박, 소음과 혼란, 불안함 등 극도의 긴장 상태로 몰아가는 스트레스가 우리 시대에 가득 차 있습니다. 그 결과 맥박과

혈압이 올라가고, 피부는 물론이고 면역체계, 호르몬 분비, 소화기계, 수면, 당뇨, 통증, 뇌 등 우리 몸과 마음 전반에 치명적인 영향력이 가해지고 있습니다. 스트레스는 관절염뿐 아니라, 암을 비롯한 질병 전반을 일으키는 현대인들의 가장 무서운 독소입니다.

모든 존재는 스트레스를 받습니다. 개도 고양이도, 심지어는 풀과 나무들도 스트레스를 받고 독소를 내뿜습니다. 결국 스트레스를 받지 않는 존재는 없다는 것입니다. 여기서 중요한 것은 어쩔 수 없는 이 스트레스를 해결하는 법입니다. 그 해법이 바로 '내려놓음'입니다. 바울은 에베소서 3장 17절에서 이렇게 기도를 합니다. "너희 속사람을 능력으로 강건하게 하시오며 믿음으로 말미암아 그리스도께서 너희 마음에 계시게 하시옵고"

이 구절을 더 쉽게 풀어 보면 이런 뜻이 됩니다. '너희가 그리스도를 믿고 신뢰하는 만큼 그리스도께서 너희 마음에 계신다'는 것입니다. 즉 예수 그리스도가 내 안에 얼마만큼 계시느냐의 문제는 내가 예수님을 신뢰하는

바디 바이블

만큼에 달려 있다는 뜻입니다.

가령 내 안에 100이라는 힘이 있고 내가 이 100을 의지하고 있다면 예수님은 내 안에 0으로 계신다는 뜻입니다. 내가 100 중에서 50만 나를 의지하고 50을 예수님을 신뢰한다면 예수님은 내 안에 50으로 계신다는 것입니다. 내가 예수님을 의지하고 신뢰하는 그만큼 예수님은 우리 안에 계신다는 말을 하고 있습니다.

이 세상에 스트레스를 가장 잘 처리하는 존재는 '어린아이'입니다. 어린아이는 자신의 스트레스를 부모님께 맡기기 때문입니다. 자신이 힘들고 아프다고 하는 상황을 솔직하게 인정하고 호소하며, 그 스트레스의 문제를 맡겨 버립니다. 그리고는 모든 것을 잊고 천진하게 뛰어놉니다.

관절염이든 그 어떤 병이든 질병에서 벗어나는 해법은 주님께 내 삶의 문제를 내려놓고 어린아이가 되는 것입니다. 어린아이처럼 오직 그리스도로 가득 채워지는 것입니다.

참으면 병이 되는 관절염

우리나라 성인의 경우 무릎 관절염 환자들 중에서 가장 많은 환자들이 '반월성 연골판 손상' 환자들입니다. 환자 10명 중에서 6명이 반월성 연골판 손상 환자들입니다.

반월상 연골판이란 말 그대로 반달같이 생긴 얇은 물렁뼈입니다. 연골하고는 다른 것입니다. 연골판이라 해서 대퇴골과 경골 그 사이에 붙어 있는 판입니다. 이게 나이가 들어서 손상되기도 하지만, 굉장히 심한 경우 다른 손상의 이유들이 있습니다. 운동을 하다가 다쳤거나 과체중 때문이거나 인대가 손상되거나 해서 연골판이 손상되기도 합니다.

처음에는 통증이 나타나게 됩니다. 그런데 많은 분들이 이 잠깐의 통증을 대부분 참아 버립니다. 시간이 갈수록 점점 통증이 없어지다가 열흘 즈음 지나면 하나도 안 아프기 때문입니다. 통증이 사라지면 '이제 나았나 보다' 하면서 병원에 올 생각을 접어버립니다. 바로 그게 퇴행성관절염을 촉구하는 중대한 실수입니다.

초기 통증치료가 큰 병을 막는다

우리 몸에 있는 연골판 안에는 혈관이 있고 신경도 있습니다. 그래서 통증을 느낍니다. 이 통증이 열흘 정도 가는데, 문제는 관절연골—오도독뼈에는 혈관도 없고 신경도 없다는 것입니다.

연골판이 경미하게 손상된 사람들이 대부분 시간이 지나가면 퇴행성관절염—관절연골 손상으로 가게 되어 있습니다. 즉 아무리 젊어도 연골판에 손상이 생기면 그 즉시 치료를 해야 관절염을 예방할 수 있다는 얘깁니다.

우리 무릎의 연골판은 손상된 것을 방치했을 때 본격적으로 손상되기 시작합니다. 젊어서 약간 손상된 것을 그대로 놔두면 위험합니다. 퇴행성관절염 환자들 중에서 90퍼센트 정도가 이미 반월상 연골판 손상 과정을 지나온 분들입니다. 즉 연골판 손상을 놔뒀다가 연골이 망가지고 다 마모되어서 뼈가 부딪히기 전까지는 통증을 모르고 병을 키우게 되는 것입니다.

관절염 자가 진단법

관절염은 치료가 가능한 질환입니다. 많은 분들이 고통스러워하면서도 일상의 고통으로 여기며 괴로움을 참고 있는 경우들이 많습니다. 가끔 병을 키워서 오는 분들을 보게 됩니다. 일찍 병원을 찾아왔으면 쉽게 치료할 수 있는 데도, '나이가 들어 그러려니' 하면서 참고 참다가 더 이상 참을 수 없는 고통을 느낄 때 병원을 찾아옵니다. 호미로 막을 수 있는 것을 삽으로 막아야 하는 상황이 벌어지곤 합니다. 하지만 관절염의 경우는 참고 있는 것이 해법이 아닙니다. 치료가 가능하기 때문입니다.

관절염의 증상을 스스로 체크해 보기

① 걸을 때 무릎에서 소리가 나는데 통증이 있다면 의심을 해 봐야 합니다.

② 부기가 4-5일 지속된다면 이도 의심해 봐야 합니다.

③ 앉았다가 일어날 때 무릎이 아픈 것이 반복되면 역시 의심해 봐야 합니다.

④ 언덕이나 계단 같은 곳을 오르고 내릴 때 무릎이 시큰시큰한 경우도 마찬가지입니다.

⑤ 무릎 부위가 종아리보다 뜨겁게 느껴지면 이상이 있는 것입니다. 보통 건강한 무릎의 경우 종아리보다 온도가 낮습니다. 왜냐하면 연골에는 혈관이 없고, 연골판도 다른 조직보다는 혈관이 적기 때문에 조금 더 차가운 것입니다. 이는 피부로도 직접 느낄 수 있을 정도입니다. 온도에 민감한 손등 부위로 종아리부터 올라오면서 온도를 느껴 볼 때 무릎 부위가 종아리보다 뜨겁다면 관절에 염증이 있을 수 있습니다.

관절염 증상

관절염 증상은 초기, 중기, 말기로 나눕니다. 초기는 약간의 통증이 느껴지면서 뻣뻣해지는 정도입니다. 중기쯤 되면 통증이 심해지고 붓고 움직일 때 소리가 나며, 변형이 생깁니다. 더 심해져서 말기가 되면 걸을 수가 없습니다. 다리에도 심한 변형이 와서 O자 형태로 굽어 버립니다.

관절염의 치료방법

① 비수술적 치료는 약물 치료, 물리 치료, 운동 치료, 주사 치료가 있습니다.

② 수술적 치료는 연골세포 이식술, 인공관절 전치환술, 절골술, 관절내시경 수술 같은 치료법이 있습니다. 요즘에는 특히 노인들의 경우 인공관절 수술을 많이 하는데, 관절 안에 인공으로 만든 연골을 집어넣는 겁니다. 수명이 10-20년 정도 갑니다.

③ 요즘에는 획기적인 관절염 치료법도 나왔습니다. 줄기세포 주사로 치료하는 방법입니다. 본인의 골반에서 골수줄기세포나 복부의 지방에서 지방줄기세포를 추출해서 무릎 관절에 직접적으로 주사를 놓는 방법입니다. 이외에도 유전자 치료제 주사도 사용되고 있습니다. 앞으로는 관절염 치료에 효율적인 치료가 될 것으로 보고 있습니다.

몸과 영혼의 이중창

저는 사십여 년 동안 사람의 몸을 연구하고 만지고 고치는 일을 해 왔습니다. 정형외과 전문의로 살아오면서 저는 인간의 몸을 남들보다 조금은 더 깊게 들여다볼 수 있었습니다. 제가 보고 알게 된 몸은 그 자체로 살아 있는 건축물이었습니다. 세포 하나로부터 시작된 작은 생명이 두 발로 땅을 딛고 서서 걷는 몸이 되기까지 우리 안에 일어난 그 놀라운 신비를 어찌 다 말로 표현할 수 있을까요?

우리가 신앙생활을 할 때 고민에 빠지는 두 가지 경

우가 있습니다. 하나는 영혼은 선하나 몸은 악하다는 생각입니다. 그래서 기도하고 말씀을 보고 예배를 하는 것에만 집중을 하면서 육체를 무시하기도 합니다. 육적인 것은 버려야 한다는 생각을 하면서 육체를 비롯해 눈에 보이는 현실적인 문제들을 무시하는 경우라고 할 수 있습니다.

또 하나는 교회를 열심히 다니면서도 영적인 은혜를 누리지 못하고, 육적인 만족에 치중하는 모습입니다. 제가 평신도 입장에서 신앙 이야기를 나누다 보면, 상당히 많은 그리스도인들이 영적인 삶과 육적인 삶 사이에서 갈등하며 죄책감을 가지고 있는 것을 보게 됩니다.

그렇다면 과연 몸과 영혼은 서로 대치되는 것일까요? 몸과 마음, 육체와 영혼이 서로 분리되어 있어 둘 중에 하나를 선택해야만 하는 것일까요? 저는 모태신앙을 가진 사람입니다. 하나님을 인격적으로 만난 체험을 중학생 때 하게 되었습니다. 그 시절을 기점으로 제 안에도 몸과 마음, 육체와 영혼이라고 하는 이분법적 생각이 있었습니다. 하지만 의학의 길에 접어들게 되면서 그와 같은 사고방식은 명확한 모순으로 인식되기 시작했습니다.

'과연 몸과 마음은 다른 것인가? 육체와 영혼은 대립되는 것인가?' 이 물음을 품고 사십여 년 간 의학도로서의 삶을 살아오면서 분명하게 찾은 확신이 있습니다. 몸과 마음은 서로 이해관계가 다른 분리된 개체들이 아니라, 신비로운 만큼 조화로운 관계라는 것입니다. 음악으로 표현하자면 귀를 잡아 뜯는 불협화음이 아니라, 아름다운 화음을 이루는 이중창의 소리라는 것입니다.

정형외과 의사의 눈으로 보자면 인간의 몸은 신비를 담고 있는 유기체적인 건축물과 같습니다. 신체의 중심에 기둥 같은 척추가 세워져 있고, 그 척추는 체중의 10배를 감당할 수 있는 골반에 뿌리를 두고 있습니다. 그 척추를 중심으로 체중의 12분의1 정도 되는 머리가 얹혀 있고 좌우 어깨를 시작으로 두 팔이 펼쳐져 있습니다. 척추와 연결된 갈비뼈 24개는 우리 몸의 핵심이라 할 수 있는 심장과 폐, 그리고 간을 감싸 보호하고 있으며, 자유롭게 팽창하고 수축해야 하는 위장과 소장, 대장은 뼈 없는 복부에 자리를 잡고 있습니다. 그리고 생명을 품어내는 방광과 생식기, 자궁은 골반이라는 그릇 안에 소중하게 담겨있습니다. 여기까지만 보아도 우리 몸은 완벽한 생명 그 자체입니다. 그런데 놀라운 것은 이 완벽한 생명이 직립보행으로 움직인다는 것입니다. 자유롭게 걷고 뛰고 점프까지 할 수 있는 형태를 가지고 있습니다.

인간의 몸은 세포 하나로 시작해서 100조 개의 세포를 연결해 붙인 건축물입니다. 건축이란, 존재를 담기 위해 공간을 만드는 행위입니다. 100조 개나 되는 인간의 세포는 벽돌의 역할을 합니다. 이 벽돌들이 막과 공간을 만들어 내부의 장기들을 이루고 유기체적으로 연결되어 몸이라고 하는 집을 만들어 냅니다. 어떤 존재를 담아내기 위해 만들어진 공간! 그것이 인간의 몸이라는 것입니다.

성경에서 인간을 하나님이 거하시는 성전, 집이라고 표현하는 것이 단순히 상징적인 표현일까요? 성경에선 하나님의 말씀을 담는 세 개의 판을 이야기합니다. 하나는 출애굽기에 나오는 돌판에 말씀을 새기셨다고 했고, 예레미야서에서는 하나님의 말씀을 그 마음에 새기겠다고 하셨습니다. 그리고 요엘서에서는 하나님의 영을 모든 육체에게 부어 주겠다고 하셨습니다. 인간의 몸이 하나님의 말씀이 새겨지는 완성판이라는 뜻입니다. 인간의 몸이 단순히 유기물의 집합체가 아니라, 하나님의 말씀이자 영을 새기는 집이라고 표현하고 있다는 것입니다.

고린도전서 3장에서 바울은 우리의 몸을 하나님이 거하시는 성전이라고까지 합니다. 고린도후서 3장에서는 "너희는 우리로 말미암아 나타난 그리스도의 편지니 이는 먹으로 쓴 것이 아니요 오직 육의 심비에 쓴 것이라"고 표현하고 있습니다. 이는 결국 살아있는 예배의 완성을 "너희 몸을 거룩한 산제사로 드리라"(로마서 12:1)는 결론에 도달하게 됩니다.

성경의 위와 같은 진술들은 정형외과 의사인 제게 육과 영혼의 이분 도식을 풀어내는 열쇠가 되었습니다. 인간의 몸을 하나님의 성전이라고 진술하는 성경 말씀은 하나의 비유나 상징이 아니라 실제라고 저는 확신합

바디 바이블

니다. '인간의 몸은 하나님의 기록된 말씀이 있는 곳'이라는 것입니다.

물론 문자로 기록된 말씀은 성경입니다. 하지만 그 문자가 우리 몸에 신비로 기록되어 있습니다. 말씀을 묵상하여 하나님의 뜻을 발견할 수 있는 것과 같이 우리의 몸을 묵상하면 하나님의 마음을 느낄 수 있습니다.

모든 사람은 하나님의 사랑이 새겨진 몸을 가지고 있습니다. 몸의 크기, 형태, 색, 장단점과 능력의 차이는 있지만 모든 피조물들이 가진 몸은 그 자체로 하나님을 증거하고 있습니다. 우리의 몸 안에 신비로 기록된 그 말씀을 깨달아 아는 것이 신앙이요, 인간의 근원적인 행복인 것입니다.

우리는 마음에 끌려 산다고 합니다. 현대인들은 마음이라고 하는 영원한 트렌드에 묶여 살아가고 있습니다. 그러나 마음이란 하나가 아닙니다. 하루에도 수십 번 수백 번 바뀌고, 한순간에도 수십 갈래로 갈라지는 것이 마음입니다. 마음은 주소지가 없습니다. 몸 안에 있어도 어디 있는지 모르고, 때로는 내 몸을 떠나 어디론가 홀로 돌아다니기도 하는 것이 마음입니다.

그러나 몸은 솔직합니다. 바로 여기에서 손으로 만질 수 있습니다. 직접 느낄 수 있습니다. 내가 집에 가면 몸도 집에 갑니다. 마음은 뜬구름처럼 돌아다녀도, 몸은 항상 나와 함께 있습니다. 모호하지도 형이상학적이지도 않습니다. 분명하고 구체적이며, 지금 여기에 눈에 보이도록 존재합니다.

그렇다면 우리는 무엇을 보고, 어디에 주목해야 할까요? 하나님의 말씀을 구하는 신앙인으로서 무엇에 집중하는 것이 지혜로운 것일까요? 그것이 바로 우리의 몸입니다. 우리의 정직한 몸 안에 기록된 신비를 읽어 가고 알아 간다면 그 속에서 우리는 진리를 보게 될 것입니다. 진리이신 그리스도와 우리의 아버지 되신 하나님을 보게 될 것입니다.

서우북스 파트너십

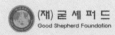

굿셰퍼드재단 www.gsfoundation.net

굿셰퍼드재단은 2001년부터 시작된 선한목자병원의 무료진료 봉사를 시작으로 2004년에 정식 설립되었습니다. 2012년에 외교통상부의 비영리민간단체로 등록되어 아이티, 네팔, 라오스, 미얀마, 파라과이, 캄보디아 등 13개국에 16개의 무료진료소를 설립 및 운영하고 있습니다. 또한 저개발 국가의 지구학교와 학교 보건실 설립을 지원하고 있으며, 국내에서는 노숙자 진료와 무의촌 의료봉사 및 장학사업 등에 힘쓰고 있습니다.

선한목자병원 www.gsfound.com

2001년 개원한 선한목자병원은 "전인적인 회복을 돕는 병원"이라는 비전 아래 [사랑, 자부심, 치유, 믿음]이라는 기독교적 핵심가치를 추구하며 시작되었습니다. 진료과목은 정형외과, 외과, 내과, 건강검진센터이며 최상의 의료서비스를 제공하고 있습니다. 한편 병원으로는 유일하게 2014년부터 현재까지 CCM(소비자중심경영) 인증을 획득하여 병원서비스의 질을 개선하는데 노력해오고 있습니다.

바디 바이블

성경적 인간 호모 비블리쿠스

초판 1쇄 발행 2018년 6월 26일
초판 11쇄 발행 2018년 8월 30일
개정증보판 1쇄 발행 2020년 5월 25일

지은이   이창우
펴낸이   김정신
편집   이상완, 이지선
디자인   이민영
펴낸곳   서우북스

주소 서울시 강남구 논현로 507 성지하이츠 3차B/D 107호
팩시밀리 02-556-9175
이메일 wan1-2-3@hanmail.net
홈페이지 seowoobooks.com

ISBN 979-11-963804-0-3 03230 (초판)
ISBN 979-11-963804-5-8 03510 (개정증보판)

"서우(瑞友)"는 "남녀노소 모든 사람들에게 복이 되는 친구"라는 뜻으로 서우북스는 문서
출판을 통하여 좋은 친구처럼 도움을 주는 일에 주력하고자 합니다.

이 도서의 판매 수익금 일부는 선한목자병원과 굿셰퍼드재단이 함께 추진하는 '13개국의 16개 무
료진료센터' 운영과 '캄보디아 아이들에게 약 보내기' 캠페인에 기부됩니다.